Progetto grafico: Mauro Ghilardini
Fotografia originale: Jeyaratnam Caniceusa

Phronesis Editore – 90138 Palermo
https://phronesis.it/
phronesis.editore@gmail.com

Prima Edizione

Fulvio Di Blasi

a cura di

PANDEMIA

Invito al confronto

PHRONESIS EDITORE

ISBN: 9788897328193

Sommario

Prefazioni

Sono state due giornate intense quelle del 3 e 4 gennaio 2022 a Roma, per il Convegno "Pandemia: invito al confronto", a pochi giorni dall'ennesimo DL che battezzava il nuovo anno ampliando la platea dei soggetti sottoposti all'obbligo vaccinale agli over 50 ed estendendo l'uso della certificazione verde in pressoché tutti i luoghi di lavoro.

Non a caso si era pensato di invitare al "confronto" il CTS ed il Governo perché tali misure così restrittive ed estese, a nostro parere, dovevano essere giustificate solo da solide basi scientifiche piuttosto che da scelte che apparivano ed ancora appaiono solamente ideologiche.

Sul palco si sono succeduti alcuni tra i nomi più significativi del panorama medico-scientifico italiano nello studio del COVID-19. Ad essi dovevano fare da contrappunto le relazioni dei membri scelti dal Governo affinché si potesse meglio guidare il popolo italiano oltre la tempesta pandemica.

Era un atto dovuto nei confronti dei cittadini, lo è ancora.

Le domande che attendevano una risposta sono rimaste inevase, e l'attenuazione delle restrizioni o la fine dell'obbligo vaccinale per molte categorie professionali non può e non deve esentare dal darle. È un atto dovuto, almeno ai tanti cittadini che hanno pagato il prezzo di tante norme ingiuste con la perdita dei loro diritti civili.

La risposta al convegno è andata oltre le nostre migliori aspettative e ci ha ampiamente ripagato degli sforzi sovrumani per organizzarlo. Centinaia di migliaia di persone lo hanno seguito in presenza o in streaming e ci hanno cercato, commosse e rincuorate, per ringraziarci e per ribadire il senso e la necessità di quelle domande. Questo libro è qui per fissarle su carta, e speriamo nella mente dei lettori.

Perché la sempre labile memoria italica possa avere un appiglio. Perché non si possa dire “non vi erano alternative” o “mancavano dati scientifici”.

La mia mente va adesso alle tantissime persone che hanno reso possibile quello splendido evento di inizio anno e che continuano a combattere con coraggio e ottimismo per la verità, la libertà e il bene comune, nonostante le enormi difficoltà e le ingiuste persecuzioni.

Un ringraziamento particolare va poi al Coordinamento 15 Ottobre, co-organizzatore dell’evento.

Un pensiero speciale inoltre all'amico Fulvio Di Blasi che, con un impegno insperato, ha reso infine possibile questa pubblicazione.prova

Dario Giacomini
Medico, fondatore Associazione ContiamoCi!

La due giorni del 3 e 4 gennaio a Roma è stata per il Coordinamento 15 ottobre una tappa strategica, importante, di qualità, ma nell'ambito di un percorso, già intrapreso con lucidità, di avvicinamento tra la società civile, la medicina e le istituzioni.

A Roma, e con un grande impegno partecipato e condiviso con l'associazione ContiamoCi!, abbiamo auspicato e sottolineato con vigore l'esigenza di un confronto istituzionale tra medici e scienziati riuniti nella CMSI, come richiesta dal basso, dalle piazze.

La scelta, poi, di passare dallo spazio pubblico aperto ad uno spazio recintato, protetto, davanti al palazzo per eccellenza istituzionale come quello di Montecitorio ha avuto proprio questo obiettivo, di chiedere, ma anche di pretendere, l'ascolto di chi è lì per rappresentarci non per separarsi dal popolo.

Il convegno di Roma, grazie ai contenuti esposti da circa 12 relatori nei due giorni di lavori, ha avuto la pretesa di essere non solo un convegno medico-scientifico, ma una vera e propria assemblea pubblica per riattivare una relazione tra medici e cittadini, tra scienziati ed associazioni. Questa opportunità era mancata a tutti durante i due lunghi anni di pandemia e volevamo rompere quel silenzio, ovvero quella litania stanca e monocorde, propinata dai principali mass media, senza possibilità di osservazioni critiche e di quesiti legittimi.

Ringraziamo quindi tutti i medici che hanno accolto il nostro invito a creare rete e sinergia e tutti coloro che hanno lavorato per divulgare le loro conoscenze e contribuire così alla consapevolezza della cultura medica della cura e della prevenzione possibile. Ringraziamo Fulvio per questo ulteriore impegno di elaborazione e pubblicazione degli atti di quelle due indimenticabili giornate a Roma, perché resti una memoria scientifica di quanto affermato anche da quei medici, che in scienza e coscienza, ribadiscono il loro diritto e la loro responsabilità di rendere note le loro conoscenze per metterle a disposizione di chi ne abbia bisogno, oppure, semplicemente, di chi voglia confrontarsi con esse o confutare, ma su basi scientifiche e cliniche, non su basi squisitamente politiche e di potere.

Il Coordinamento 15 ottobre continuerà il suo impegno perché la scienza e la medicina siano trasparenti, sicure per i cittadini ed etiche.

Roberto Perga
Presidente "Coordinamento 15 Ottobre"

Introduzione

Fulvio di Blasi

Questo libro sarebbe dovuto essere molto diverso perché al Convegno di Roma del 3 e 4 gennaio 2022 erano stati invitati anche i membri del Governo e del CTS per istaurare con loro un dialogo scientifico e costruttivo sui temi cruciali della pandemia, specialmente la campagna di vaccinazione in corso, le restrizioni ai diritti fondamentali dei cittadini e il Green Pass. Purtroppo, l'invito è caduto nel nulla e nessuno, neppure uno, degli invitati si è presentato.

Un comportamento del genere è stato gravissimo per tanti motivi. Il primo è che al Convegno hanno partecipato alcuni dei migliori studiosi italiani che in questi ultimi due anni – ognuno dal punto di vista tecnico della sua disciplina specifica – hanno cercato di studiare al meglio quel che stava accadendo e di trovare le strade migliori da percorrere insieme. La pandemia non è una questione partitica, e chiunque abbia la responsabilità di elaborare e prendere decisioni per il bene comune non può permettersi di rifiutare il dialogo con studiosi seri che si siano spesi con grande dedizione proprio per aiutare a prendere quelle decisioni. Chiunque abbia fatto un po' di ricerca nella sua vita sa bene quanto sia grande il valore del confronto tra studiosi preparati e attenti.

Un convegno in cui studiosi qualificati replicano ad altri studiosi qualificati si pone ad un livello accademico e veritativo più alto di uno in cui i relatori non ricevano adeguate sollecitazioni scientifiche da altri studiosi di pari livello. Parimenti, un testo scientifico in cui si pubblichino sia gli interventi che le repliche è molto più prezioso di uno in cui compaiano solo relazioni solitarie. Proprio oggi rileggevo per caso un mio scambio con un collega filosofo che fu pubblicato in un volume collettaneo di qualche anno fa. Si trattava di uno scambio molto intenso che, pur nella cordialità del dialogo accademico, rivelava differenze di vedute profonde sul senso della realtà teoretica e morale. Posso dire con certezza che senza la voce discordate ma qualificata di quel collega perfino le mie stesse riflessioni mi sarebbero apparse meno interessanti e importanti. La cultura e la ricerca scientifica sono così, somigliano più ad una sinfonia che ad in assolo.

Non accettare l'invito al dialogo è stato anche molto grave per via del clima di odio sociale che, per un motivo o per un altro, e non senza gravi responsabilità istituzionali, si è generato attorno al tema dei vaccini anti COVID-19. Il Presidente della Repubblica ha inaugurato il nuovo anno dicendo che il Paese è unito. Non è vero, e non è cercando di nasconderlo che si potranno sanare le ferite. Venire al Convegno sarebbe stato un segno fantastico di maturità, distensione e unione, e sarebbe stato apprezzato da tutti. Il Governo ha invece deciso di mandare camionette e furgoni della polizia per bloccare Piazza Montecitorio, dove c'erano l'albergo dei relatori e l'entrata della sala congressi. La scena era surreale. Si stava svolgendo un convegno, non una manifestazione di piazza, e all'esterno vi erano quasi sempre più poliziotti che partecipanti.

Io ebbi difficoltà ad entrare in una piazza che era letteralmente deserta. I poliziotti volevano vedere il mio Green Pass giustificandosi con motivi di pubblica sicurezza. Chiesi quali fossero dicendo che avrei valutato, in base ad essi, se cambiare albergo e rinunciare a partecipare al Convegno. Mi risposero che erano motivi legati proprio a quel Convegno ma che potevo stare tranquillo, non c'era bisogno che alterassi i miei programmi, bastava che mostrassi loro il mio GP. Risposi che il GP non era previsto dalla legge per accedere alle piazze e chiesi di dirmi formalmente se avevano intenzione di impedirmi di andare al mio albergo e al Convegno con quella motivazione. Così, non sapendo che altro fare, per il gusto della vessazione, mi costrinsero a fare il giro dell'intero isolato per entrare (senza esibizione del GP) dall'altro angolo della piazza, quello che stava in quel momento cento metri davanti a me, oltre il posto di blocco. Mi hanno impedito di fare 100 metri in una piazza deserta da uno dei lati solo per farmeli fare dal lato opposto. Hanno voluto che camminassi 500 metri in più intorno alla piazza per poi muovermi liberamente dentro di essa, e ciò sul presupposto di motivi di sicurezza inesistenti e di un obbligo di esibizione di GP che non sapevano motivare. Ecco, questo è un esempio di storie italiane da pandemia e GP. Quello che doveva essere un momento di dialogo e incontro produttivo e distensivo si è tristemente volto in un nuovo modo di vessare cittadini responsabili preoccupati del bene comune.

Il Convegno di Roma è stato uno dei più tranquilli e pacifici cui abbia mai partecipato, caratterizzato dal rispetto delle regole (pur ingiuste) di GP e mascherine e dall'impegno profondo dei partecipanti e degli astanti per dare un contributo positivo all'Italia e al mondo sulle questioni pandemiche. Questo libro, che ne racchiude, sintetizza e preserva nella storia alcuni dei contributi, è il coronamento di un impegno sano, genuino, autentico e professionale che non andrà dimenticato.

Onore al merito all'*Associazione ContiamoCi!* e al *Coordinamento 15 Ottobre* per averlo organizzato, promosso e reso possibile.

Sotto il profilo della teoria politica e costituzionale, il periodo della pandemia si è caratterizzato anche per una gravissima rottura dell'assetto democratico e istituzionale. Questa rottura ha tanti aspetti che non è possibile toccare nell'introduzione di un libro. C'è l'abuso dello stato di emergenza, diventato un modo ordinario di governare al di fuori delle regole e dei diritti costituzionali. C'è la plutocrazia del *World Economic Forum*, che si serve della forma della democrazia per creare di fatto un governo globale aristocratico di pochi illuminati. C'è la crisi della scienza, ridotta a strumento demagogico e sofistico per governare un popolo inebetito.

Un aspetto di questa crisi che mi preme sottolineare è il tentativo di generare una sorta di verità di stato, assoggettando la scienza, i media e le formazioni intermedie (come gli ordini professionali) all'ideologia del governo in carica. Non è strano che proprio in questi giorni si stia discutendo sia in Italia che negli Stati Uniti che in Europa dell'istituzione di veri e propri Ministeri della verità di orwelliana memoria. Non è strano che ci sia voglia di censura e di controllo dei social network da parte di chi ha gestito questi tempi di pandemia. Il potere è tossico, e negli ultimi due anni la politica ha assaporato quello del controllo demagogico della popolazione tramite la verità di stato, del controllo di un'*immunità del gregge* dal pensiero critico che rende liberi coloro che stano al potere di agire con arbitrio.

Sotto il profilo di questa specifica crisi del sistema democratico, la questione dei vaccini anti COVID-19 e del GP è divenuta al tempo stesso una battaglia in difesa della verità e della libertà di parola, di stampa e di ricerca scientifica. La libertà di stampa è così importante nella storia delle dichiarazioni dei diritti perché il giornalismo dovrebbe essere il potere libero in grado di bilanciare gli abusi di quello politico. Negli ultimi due anni, però, il giornalismo *benestante* ha fallito, lasciandosi comprare e corrompere dalla politica e dai poteri industriali. Tuttavia, nei momenti di crisi democratica e dei diritti fondamentali la società tende a risollevarsi dal basso. Le persone virtuose che spesso non hanno motivo per mettersi in vista escono allo scoperto, rinunciando alla loro comodità, per risollevare le sorti della società decaduta.

Questo risorgere della società civile autentica si è visto e si sta vedendo a tanti livelli della società, inclusa la nascita e crescita di nuovi canali di informazione libera che stanno pian piano ridando slancio e autenticità al giornalismo. Le entità nuove che hanno reso possibile il Convegno di Roma sono uno di questi segni di resurrezione e di speranza. C'è ancora tanto da fare ma il clima che si è respirato a Roma e che si continua a respirare attorno ai nuovi eroi di questi giorni è sorprendente, contagioso e fa da vaccino naturale contro le attuali derive totalitariste e illiberali.

Il presente testo non contiene tutti gli interventi del Convegno di Roma ma solo quelli, soprattutto medico scientifici, idonei a reiterare il tentativo di dialogo con le autorità governative sulle questioni pandemiche. Gli atti di un Convegno sono una brutta gatta da pelare, specialmente quando è ricco di contenuti e quando i relatori sono studiosi talmente impegnati da ritrovarsi spesso a lavorare di notte. Tra i miei ricordi più belli della ricerca di questo periodo ci sono proprio alcuni "meet" online a notte fonda per cercare di mettere un punto fermo ad alcune pubblicazioni.

Con gli autori di questo libro si è creato uno splendido clima interdisciplinare di confronto e di crescita reciproca. Un esempio di come si ricerca la verità valorizzando al massimo le competenze e i contributi di chi, con passione e onestà intellettuale, si impegna sul serio a studiare le questioni e i problemi rilevanti. Come curatore, ho avuto il privilegio di lavorare nel dettaglio (fino all'ultima citazione) a saggi appartenenti a discipline diverse dalla mie con persone sempre pronte a spiegarsi meglio e ad accogliere suggerimenti senza mai chiudersi nella campana di vetro della loro scienza settoriale. Questo testo, sotto questo profilo, si è mosso nella direzione dell'umiltà e dell'unità del sapere piuttosto che in quella dell'arroganza e della frammentazione delle conoscenze.

Si è anche scelto di avere un rapporto flessibile con la "verità storica" del Convegno. Data l'importanza e urgenza dei temi affrontati, si è reputato più importante, laddove possibile, aggiornare i contributi o addirittura scriverne alcuni ex novo o in maniera alquanto diversa. Questo testo vuole essere anzitutto utile e aggiornato e non escludiamo di farne in seguito ristampe ulteriormente aggiornate.

Il convegno di Roma si era aperto il 3 gennaio 2022 con un intervento di Giovanni Frajese che era al tempo stesso un contributo scientifico e un augurio di speranza per l'anno che stava appena iniziando. Si è scelto di lasciare a quell'intervento, dal titolo "Un appello: da medico e da uomo" (cap. 1), la freschezza di quell'augurio e del tono umano che ne aveva caratterizzato l'intera analisi. Frajese si era concentrato sull'incertezza come tratto definitorio del 2021. Questa incertezza permeava, ad esempio, i dati offerti ciclicamente dall'Istituto Superiore di Sanità o i sistemi di diagnosi aggiornati dal CDC statunitense. Una parte importante del contributo di Frajese riguarda la variante Omicron, vista, non come ulteriore motivo di panico e di emergenza, ma come segnale positivo di fine pandemia e come *vaccino naturale*. Non mancano una nota di rammarico per l'obbligo vaccinale imposto ai medici e sanitari e una nota di forte preoccupazione per la scelta più recente di vaccinare i bambini.

Se il contributo di Frajese offre una cornice medica e umana al tema che ci accomuna, il mio – "Etica ed epistemologia dei vaccini anti COVID-19" (cap. 2) – ne offre una cornice concettuale architettonica. Questi vaccini implicano scelte morali sia da parte del singolo che della collettività, e le scelte presuppongono la conoscenza dei dati e fattori rilevanti. L'ambito di riferimento è però interdisciplinare e la conoscenza adeguata della coscienza presuppone di saper distinguere, rispetto ad ogni informazione, quali ne sono le fonti e chi è competente a parlarne. Questa, in due parole, è la *questione epistemologica* che, nel caso dei vaccini, è stata talmente trascurata e distorta da generare gravissime violazioni della verità e del consenso informato. Per chiarire questi problemi uso diversi esempi concreti relativi al dibattito sui vaccini anti COVID-19, dal consulto col medico per le donne incinte alla rottura del doppio cieco e, soprattutto, al caso del vaccino AstraZeneca, che venne infine consigliato alle fasce più giovani della popolazione sulla base di ragionamenti falsi e irresponsabili. Comprendere nel dettaglio alcuni errori già commessi dovrebbe aiutare e non commetterne di nuovi o, quantomeno, a recedere con onestà e umiltà da quelli che si stanno ancora commettendo.

Paolo Bellavite – "Obbligo vaccinale: presupposti scientifici e requisiti di costituzionalità dell'articolo 32" (cap. 3) – compie un'analisi molto dettagliata dei profili medico scientifici dei vaccini anti COVID-19 rispetto alla costituzionalità ex art. 32 dell'obbligo vaccinale (anche nelle forme indirette del cosiddetto super Green Pass). Le questioni essenziali affrontate da Bellavite si riducono alla idoneità dell'obbligo vaccinale di tutelare la salute pubblica o della collettività e alla misura in cui l'obbligo può incidere negativamente sulla salute dell'obbligato. In relazione alla prima questione, degni di nota sono gli approfondimenti sul concetto di immunità di gregge, l'analisi dei dati epidemiologici sull'efficacia dei vaccini e la valutazione del problema delle pressioni del sistema sanitario, anche in relazione alla disponibilità delle cure precoci. Rispetto alla seconda questione, Bellavite si sofferma approfonditamene sulla farmacovigilanza, specialmente degli eventi inattesi e più gravi, e sulle differenze tra questi vaccini e quelli precedenti o tradizionali. È anche importante la spiegazione del nesso di correlazione tra vaccini ed eventi avversi e dell'inidoneità dell'algoritmo dell'OMS. La conclusione di Bellavite è che i dati di questi vaccini non possono in alcun modo giustificare l'obbligo vaccinale, che è quindi contrario alla scienza e al dettato della Costituzione.

Alberto Donzelli riprende e approfondisce ulteriormente il tema della farmacovigilanza già toccato da Bellavite. Nel suo contributo, "Vaccinazioni ed effetti avversi: Mortalità totale e reazioni avverse nella sorveglianza attiva e passiva" (cap. 4), egli si concentra anzitutto sull'importanza del parametro della mortalità totale evidenziando come esso si possa riscontrare soprattutto tramite gli studi RCT (randomizzati controllati e in doppio cieco), che però, nel caso dei vaccini anti COVID-19, non paiono essere stati svolti in maniera affidabile. La seconda parte dell'intervento riguarda invece un'analisi dell'attuale farmacovigilanza, da cui emergono dati enormemente sottostimati rispetto alla realtà degli effetti avversi dei vaccini.

Marco Cosentino – "Vaccini e tamponi: chi rischia cosa?" (cap. 5) – si concentra sui modi per proteggere al meglio la popolazione impedendo il contagio da COVID-19. Questi sistemi (vaccinazione, guarigione e tampone) sono quelli che hanno fatto da sfondo alla normativa del Green Pass. I test antigenici rapidi, spiega Cosentino, danno maggiori garanzie di negatività (quasi il 100%) che di positività, nel senso che è più facile avere un falso positivo che un falso negativo. Dopo aver analizzato i vari scenari in cui, rispettivamente, i vaccinati, i guariti e i non vaccinati sottoposti a tampone rimangono contagiosi, la sua conclusione è che lo strumento in assoluto migliore per prevenire il contagio e la circolazione del virus nella popolazione è il test antigenico rapido, in quanto consente di identificare gli individui potenzialmente contagiosi. La vaccinazione è il sistema in assoluto peggiore per proteggere dal contagio. Le conseguenze di questo studio di Cosentino sulla normativa del Green Pass sono evidenti e drastiche. Non richiedere le verifiche del tampone ai vaccinati è a tutti gli effetti un modo per facilitare la circolazione del virus. La conclusione di Cosentino è chiara e netta: «La normativa [...] relativa all'introduzione del GP e all'obbligo vaccinale per determinate categorie si fonda dunque su assunti non scientificamente fondati e introduce norme addirittura potenzialmente pericolose per la salute pubblica, ove implicitamente afferma che lo stato di vaccinato sarebbe una garanzia contro il rischio di contagiarsi e contagiare altri».

I capitoli 6 e 7 sono dedicati specificamente al tema delle vaccinazioni pediatriche, che per tanti motivi merita in questi giorni maggiore attenzione. Da parte mia, nel contributo "Le autorizzazioni all'uso dei vaccini anti COVID-19 in età pediatrica: Una storia poco etica e poco scientifica" (cap. 6), introduco il tema ricordando le autorizzazioni con cui negli Stati Uniti ed in Europa si è arrivati a estendere l'uso dei vaccini anti COVID-19 prima alla fascia 12-15 e poi a quella 5-11. In questo excursus, alcune considerazioni etiche nascono spontanee dalla semplice osservazione degli studi e dei dati posti a base delle singole autorizzazioni, nonché dalle stesse preoccupazioni espresse dagli esperti delle agenzie autorizzative nel prendere le decisioni rilevanti.

Alberto Donzelli ed Eugenio Serravalle – "Vaccinazioni pediatriche anti COVID-19: 24 motivi per dire No" (cap. 7) – entrano nel merito medico scientifico dei motivi che sconsigliano la vaccinazione pediatrica. Il loro contributo si è giovato anche della collaborazione degli altri membri della Commissione Medico Scientifica Indipendente (CMSI), Marco Cosentino, Giovanni Frajese e Patrizia Gentilini. Questo capitolo si giova di una bibliografia molto solida ma ha uno stile diverso dal tipico saggio scientifico perché, nell'ottica di favorire il dialogo e il dibattito, gli autori lo hanno redatto in maniera succinta e schematica, in modo da andare subito al nocciolo delle questioni, lasciandone l'eventuale approfondimento ai riferimenti bibliografici tecnici. È un contributo utilissimo per chi voglia mettere a fuoco e riflettere con immediatezza sulle questioni in gioco.

Il capitolo 8 – "Vaccini a mRNA e sistema immunitario: alleati o nemici?" – di Vincenzo Cuteri si concentra sul concetto di vaccino, su quali sono i cosiddetti vaccini tradizionali e su cosa li distingue da quelli nuovi sviluppati per contrastare la pandemia COVID-19. Una parte importante del contributo di Cuteri riguarda la spiegazione della natura e funzionamento dei nuovi vaccini a mRNA. Con riferimento al regime di autorizzazione condizionata a cui questi vaccini sono sottoposti in Europa, l'autore sottolinea che il sistema della *Rolling Review* implica concettualmente il carattere sperimentale di essi. L'ultima parte del saggio riguarda i dubbi e le precauzioni. Oltre il problema delicatissimo degli effetti avversi, l'autore si sofferma sugli aspetti potenzialmente tossici della proteina Spike, sulle «malattie immunomediate, ossia quelle patologie in cui il sistema immunitario anziché difendere l'organismo diventa la causa scatenante della malattia», sul fenomeno *ADE*, che può rendere ancora più grave l'infezione da COVID-19, sul «fenomeno VAIDS (Sindrome da Immunodeficienza Acquisita da Vaccino) da alcuni subito bollata come *fake news*» e sulla «*paralisi immunologica*, ossia l'incapacità del sistema immunitario di rispondere allo stimolo antigenico», che potrebbe seguire all'eccessiva esposizione di dosi di vaccini anti COVID-19.

Sotto il profilo redazionale, per facilitare la consultazione della letteratura scientifica, si è scelto di usare le note a piè di pagina solo per i riferimenti a documenti giornalistici o tecnici – come i bollettini AIFA e ISS e i documenti autorizzativi di FDA ed EMA. Gli articoli e testi scientifici, invece, sono elencati a fine capitoli e richiamati nel testo col sistema del riferimento in parentesi ad autore e anno.

Tutti i relatori del convegno e autori del presente volume hanno dichiarato l'assenza di conflitti di interesse per i loro interventi e contributi.

Paolo Bellavite non ha conflitti di interesse in campo vaccinologico e ha un rapporto di consulenza con Vanda s.r.l. di Frascati nel campo degli integratori alimentari.

Ringrazio di cuore Dario Giacomini, Roberto Perga e tutte le persone che hanno lavorato al loro fianco per rendere possibile il Convegno di Roma e per consentire a me di produrre questi atti. Ringrazio tutti i coautori: Paolo Bellavite, Marco Cosentino, Vincenzo Cuteri, Alberto Donzelli, Giovanni Frajese ed Eugenio Serravalle. Ringrazio mia moglie Francesca che vissuto al mio fianco tutti i sacrifici che hanno condotto al successo di questa impresa e mi ha anche aiutato fattivamente nella revisione di alcuni capitoli. *Last but not least*, ringrazio Dio che mi dà sempre la forza, la gioia e la motivazione aggiuntiva per dare il mio contributo alla società in cui vivo anche quando le circostanze sono avverse e le energie scarse.

Capitolo 1

Un appello da medico e da uomo

Giovanni Frajese

Mi auguro che questo sia un anno che ci possa dare più luce e più speranza. Potrei riassumere quello che è successo nel 2021 con una parola: incertezza. Incertezza su quello che era giusto fare, incertezza sui dati, incertezza sulle leggi, incertezza sui comportamenti da mantenere, le distanze, i centimetri, i green pass e tutto il resto. Questo stato di incertezza ha lasciato tutti quanti tesi e preoccupati, senza una chiara visione di dove stiamo andando.

L'anno scorso è stato un anno di panico, di stress, di preoccupazioni, alcune reali e alcune meno reali. Perdere il lavoro, per esempio, o perdere i propri cari per una patologia è ovviamente molto reale; ma il panico che è stato creato è contrario alla medicina e, in parte, anche antiscientifico perché non serve a migliorare la situazione né clinica né psicologica delle persone.

Come esempio di incertezza, richiamo l'attenzione sulla tabella n. 4 dell'ultimo rapporto dell'Istituto Superiore di Sanità.

TABELLA 4 – POPOLAZIONE ITALIANA DI ETÀ ≥ 12 ANNI E NUMERO DI CASI DI COVID-19 DIAGNOSTICATI, OSPEDALIZZATI, RICOVERATI IN TERAPIA INTENSIVA E DECEDUTI PER STATO VACCINALE E CLASSE D'ETÀ*

GRUPPO	FASCIA DI ETÀ	NON VACCINATI	VACCINATI CON CICLO INCOMPLETO	VACCINATI CON CICLO COMPLETO DA < 150 GIORNI	VACCINATI CON CICLO COMPLETO DA > 150 GIORNI	VACCINATI CON CICLO COMPLETO + DOSE AGGIUNTIVA/BOOSTER
Popolazione (04/12/2021)	12-39	[illegible]	[illegible]	[illegible]	[illegible]	[illegible]
	40-59	[illegible]	[illegible]	[illegible]	[illegible]	[illegible]
	60-79	[illegible]	[illegible]	[illegible]	[illegible]	[illegible]
	80+	[illegible]	[illegible]	[illegible]	[illegible]	[illegible]
	Totale	**7.032.682**	**1.502.385**	**28.222.861**	**13.119.984**	**4.133.287**
Diagnosi di Sars-Cov-2 (19/11/2021-19/12/2021)	12-39	64.774	3.937	57.652	58.358	1.256
	40-59	54.938	3.234	60.879	35.009	2.109
	60-79	17.412	1.656	26.673	28.340	2.036
	80+	3.553	334	861	9.701	2.256
	Totale	**140.677**	**9.069**	**155.978**	**91.368**	**7.566**
Ospedalizzazioni (05/11/2021-05/12/2021)	12-39	602	33	184	113	7
	40-59	1.997	50	380	303	24
	60-79	2.311	121	1.293	1.485	89
	80+	1.054	102	207	2.136	152
	Totale	**5.964**	**318**	**2.064**	**4.047**	**272**
Ricoveri in Terapia Intensiva (05/11/2021-05/12/2021)	12-39	31	0	4	3	0
	40-59	364	6	36	44	6
	60-79	408	17	132	158	16
	80+	50	3	10	59	4
	Totale	**857**	**26**	**186**	**264**	**26**
Decessi (28/10/2021-28/11/2021)	12-39	8	0	1	1	0
	40-59	75	3	13	10	1
	60-79	262	26	106	190	14
	80+	285	25	82	635	29
	Totale	**630**	**54**	**202**	**836**	**45**

In questa tabella ci sono diversi dati, alcuni bizzarri. Viene riportato il numero di morti delle ultime settimane. La differenza tra i vaccinati e i non vaccinati mostra numeri apparentemente uguali ma le percentuali sono ovviamente diverse perché il numero delle persone vaccinate è più alto delle persone non vaccinate. Ci sono ulteriori dati un po' complessi da comprendere, come il numero degli accessi in terapia intensiva correlato alle morti. Si hanno più di 800 accessi in terapia intensiva dei non vaccinati a fronte di 26 nei vaccinati però poi il numero dei morti passa da 26 in terapia intensiva a 52. Non si capisce, quindi, se le persone muoiono direttamente senza passare dalla terapia intensiva.

I dati italiani sono spesso complessi da leggere sia per la maniera in cui sono raccolti sia per la maniera in cui vengono definiti. Per tale motivo, io preferisco normalmente considerare i dati europei – o americani e inglesi – che vengono a volte presentati in modo più chiaro.

L'incertezza dell'anno scorso si può riassumere con l'avviso del *Centers for Disease Control and Prevention* americano (CDC) secondo cui dal 31 dicembre 2021 non si sarebbe più usata la PCR per fare diagnosi di Sars-Cov-2. «Il CDC», così si legge nell'avviso, «incoraggia i laboratori a considerare l'adozione di un metodo multiplex in grado di facilitare la rilevazione e differenziazione tra il Sars-Cov-2 e l'influenza».[1] Ma allora che cosa abbiamo misurato l'anno scorso? Su che cosa abbiamo basato tutto quello che abbiamo fatto?

L'incertezza è regnata e regna sovrana. Mi auguro che il 2022 sia un anno in cui si farà chiarezza mettendo a fuoco sulle problematiche, sugli effetti delle scelte fatte e sui dati che adesso sono disponibili. Bisogna seguire un percorso più logico e razionale.

1. Omicron: vaccino naturale

Un recente studio fatto in Canada, ancora in preprint, mostra i dati che riguardano l'ospedalizzazione e la mortalità dell'Omicron rispetto alla Delta. Secondo questo studio, «ci sono stati 21 ricoveri (0,3%) e 0 decessi (0%) tra i casi rilevati di Omicron, rispetto a 116 ricoveri (2,2%) e 7 decessi (0,3%) tra i casi riscontrati di Delta» (Ulloa et al., 2021).

1 Cfr, CDC, "Lab Alert: Changes to CDC RT-PCR for SARS-CoV-2 Testing", 21/07/2021, URL:
https://www.cdc.gov/csels/dls/locs/2021/07-21-2021-lab-alert-Changes_CDC_RT-PCR_SARS-CoV-2_Testing_1.html: «*CDC encourages laboratories to consider adoption of a multiplexed method that can facilitate detection and differentiation of SARS-CoV-2 and influenza viruses*».

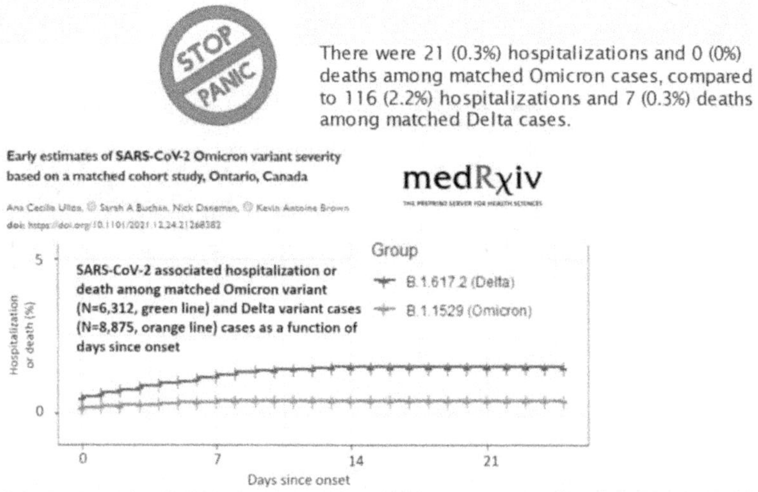

Questo dato dovrebbe tranquillizzare tutti perché significa che la continua emergenza forse si potrebbe allentare o prendere in considerazione in maniera diversa.

È presto per trarre conclusioni, però quello che è abbastanza chiaro al momento è che sembra che la Omicron sia quasi una soluzione del problema piuttosto che la nuova ondata del dramma. È infatti un vaccino naturale. Si è visto in altri studi che l'infezione con Omicron produce anticorpi anche per la Delta, che è la versione del virus più antipatica.

Quindi, piuttosto che aspettare il nuovo vaccino delle case farmaceutiche per la Omicron, dobbiamo meglio prendere in considerazione i dati. È ovvio, infatti, che se verrà prodotto questo nuovo vaccino ci sarà interesse a venderlo e, quindi, ad utilizzarlo. È bene quindi basarsi sui dati piuttosto che sui desideri delle case farmaceutiche.

A proposito dei dati da osservare, questo è il rapporto è fatto in Danimarca.

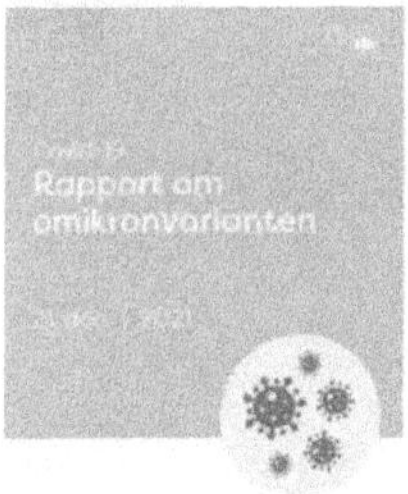

Table 4. Vaccination status for individuals ≥12 years infected with Omicron compared to other variants, from 22 November to 15 December 2021

Tabel 4. Vaccinationsstatus for personer ≥12 år med omikron-infektion sammenlignet med andre varianter i perioden fra 22. november 2021 til 15. december 2021

Vaccination status (12+ year olds)	Other variants (No. of cases)	Other variants (%)	Omicron (No. of cases)	Omicron (%)
Revaccinated	7,657	8.2	1,884	10.6
Completed primary vaccination schedule	60,326	64.8	14,053	79.1
Not vaccinated	22,144	23.8	1,517	8.5
Received first dose	3,019	3.2	313	1.8
Total	93,146	100	17,767	100

Individuals aged 5-11 years have only recently been invited for COVID-19 vaccination, hence the vaccination coverage is relatively low in this age group and not included in Table 4.

Personer i aldersgruppen 5-11 år er for nyligt blevet inviteret til covid-19-vaccination, hvorfor vaccinationstilslutningen i denne aldersgruppe foreløbigt er begrænset. Denne aldersgruppe er derfor ikke inkluderet i Tabel 4.

Ci sono dati estremamente interessanti che spero chiariscano ulteriormente alle persone e, soprattutto, ai colleghi medici qual è la situazione. A questo proposito, mi permetto di fare un appello ai colleghi che, come me, hanno studiato medicina, fisiologia, fisiopatologia, ecc. So che in tanti ci rendiamo conto del tipo di sostante che si stanno utilizzando e che vanno contro le leggi della fisiologia. Spero che tutti abbiano il coraggio di discutere delle proprie opinioni piuttosto che non dire nulla per avere una vita più semplice o non rischiare il posto di lavoro.

Tornando ai dati, per quanto riguarda le altre varianti in generale il 23,8% di persone non vaccinate si sono infettate, il che significa che 75% sono vaccinati. I tre quarti sono vaccinati e un quarto non è vaccinato. La percentuale in Danimarca è del 75% di vaccinati. Ma per quanto riguarda la Omicron c'è un dato molto bizzarro: l'8,5% dei non vaccinati è stato infettato con la Omicron, il che significa che il 91,5% sono vaccinati. Questo dato corrisponde a quello che stiamo vedendo intorno a noi, cioè che tutte le persone vaccinate si stanno prendendo la Omicron. Per fortuna non è grave. Ora, però, diventa complicato sostenere con una tesi plausibile che il problema sono i non vaccinati che trasmettono la patologia.

2. I medici: da eroi della pandemia a cavie di laboratorio

Nel 2020 i medici sono stati considerati gli eroi della pandemia, coloro che coraggiosamente stavano in ospedale affrontando la patologia e mettendo a rischio le loro vite. Purtroppo, c'è stata anche una parte di medici che durante la pandemia è sparita: medici di famiglia e non solo che venivano chiamati e, preoccupati di prendersi la patologia, non sono andati a visitare i loro pazienti.

I reparti sono pieni. Che succede? La scienza ci dice di fare il lockdown. Non entro nei dettagli di questa misura perché richiederebbe molto tempo. Ricordo solamente che è una misura che, in termini di risposta medica, non era mai stata adottata in precedenza. Ha senso chiudere un'intera città che non ha avuto casi? Un messaggio peggiore la politica e la medicina non avrebbero potuto darlo.

Dopodiché ci dicono che dobbiamo aspettare i vaccini. Quindi, c'è il messaggio di tachipirina e vigile attesa, che è tecnicamente sbagliato. Le autopsie non si fanno. Ma se non si fanno le autopsie non ci sono i dati, e se non ci sono i dati non sappiamo come le persone muoiono, non sappiamo se c'è una patologia autoimmune, non sappiamo se c'è la coagulazione, non conosciamo i meccanismi di azione fisiopatologici. Le autopsie erano e sono fondamentali.

La sperimentazione farmacologica la facciamo? No, dobbiamo aspettare i vaccini. Scusate ma io la logica, ancora oggi, non la trovo.

Nel 2021, gli stessi medici che erano stati considerati eroi, all'improvviso, vengono trattati come cavie, e dopo soli due mesi di sperimentazione devono vaccinarsi. La risposta dei medici non è così importante come qualcuno si aspettava, per cui viene messo l'obbligo: un obbligo di farsi un'iniezione sperimentale per dare l'esempio agli altri che poi dovevano seguire (inclusi i sanitari). Una, due, tre volte. Tutto questo per non essere sospesi. Dopodiché, il fatto che si vaccini un numero alto di medici è normale ma non è stato per una sorta di plebiscito perché le persone l'hanno fatto per non perdere il lavoro.

3. Vacciniamo chi ha l'immunità naturale?

La maggior parte dei medici si è anche, tra l'altro, molto arrabbiata (soprattutto quelli che lavoravano nei reparti) perché il COVID-19 l'hanno preso lo stesso. Quindi hanno avuto la patologia e lo Stato gli ha detto che dovevano farsi anche la vaccinazione. Ma com'è possibile che dopo aver superato una patologia ci si deve vaccinare contro la patologia che si è già avuta? "Non sappiamo quanto dura l'immunità", questa è stata la motivazione. Questa però si chiama fisiologia: l'immunità dura tutta la vita. Non c'è bisogno di nuove pubblicazioni scientifiche per dimostrare questo, semmai il contrario. Chi volesse negare l'efficacia dell'immunità naturale dovrebbe lui spiegare il perché e fornire i dati.

Vaccinare le persone che sono guarite, peraltro con lo stesso virus di due anni fa, non ha nessuna base né logica né scientifica ma è solamente un'imposizione. Questo ha creato due gruppi nella società: i vaccinati (bravi, santi e coraggiosi) e i non vaccinati (terrapiattisti, brutti e cattivi). Il Presidente Mattarella, nel discorso di fine anno, ha detto di lasciare un Paese unito. Questa sarà la percezione di Mattarella ma, mi dispiace dirlo, quella mia e di tante altre persone è molto diversa e molto triste.

La spaccatura, tra l'altro, avviene all'interno della classe medica stessa, perché ci sono quelli che seguono la legge (come a me stesso è stato detto) e quelli che ancora provano a utilizzare la logica e tutto quello per cui hanno speso tanti anni (almeno undici) della loro vita per laurearsi e specializzarsi.

Ci sono dei medici vaccinati che non visitano pazienti perché non sono essi stessi vaccinati. A me hanno scritto da alcune città dicendomi che non c'è un endocrinologo disposto a vedere chi non sia vaccinato. Questa è una cosa che succede in tutti i campi della medicina. Ma si può chiamare medico chi non visita un paziente perché non è vaccinato?

Diceva San Giuseppe Moscati:

> «Gli ammalati sono le figure di Gesù Cristo. Molti sciagurati, delinquenti, bestemmiatori, vengono a capitare in ospedale per disposizione della misericordia di Dio, che li vuole salvi».

I vaccinati non andrebbero salvati? Sono peggiori di tutte queste categorie?

Vorrei dire a tutti i colleghi di riprenderci la fisiologia: come funziona il corpo umano, come funziona l'immunologia. Non facciamo finta di non sapere niente perché la fisiologia la conosciamo e la ricordiamo tutti.

Ci servono soprattutto studi anatomopatologici. A questo proposito, faccio un appello di cuore agli anatomopatologi: fate, per favore, le autopsie! Fatele sui malati di COVID-19, fatele sui vaccinati che poi muoiono, dateci un aiuto a capire quali sono le problematiche, se sono immunologiche, coagulative o di altro tipo. Abbiamo un bisogno disperato di pubblicazioni anatomopatologiche. Non possiamo andare a vedere i video delle analisi anatomopatologiche tedesche perché qui non c'è nessuno che le fa e che dice che cosa viene trovato.

> «Ama la Verità, mostrati qual sei, e senza infingimenti e senza paure e senza riguardi. E se la Verità ti costa la

persecuzione, e tu accettala; e se tormento, e tu sopportalo. E se per la Verità dovessi sacrificare te stesso e la tua vita, e tu sii forte nel sacrificio».

San Giuseppe Moscati

4. Conclusione

In conclusione, vorrei riferirmi brevemente due recenti pubblicazioni, una in preprint (Föhse et al., 2021) e una già pubblicata (Jiang et al., 2021).

La prima è uno studio olandese da cui sembra che i vaccini mRNA inducano una complessa riprogrammazione funzionale del sistema immunitario che dovrebbe essere considerata nello sviluppo e nell'uso di queste nuove classi di vaccini. In altre parole, sembra che questi vaccini non solo producano gli anticorpi verso il Sars-Cov-2 ma che cambino anche l'intera popolazione immunitaria. Se c'è un cambio nella popolazione immunitaria ciò va chiarito con attenzione perché non ne sappiamo i risvolti. Col sistema immunitario non si può giocare.

Il secondo, invece, dimostra che la Spike penetra all'interno del nucleo dove inibisce la riparazione del DNA. Questo significa che c'è una possibilità, nei prossimi anni, di vedere una serie di problematiche serissime: da tumori a patologie autoimmuni a chissà che altro.

Gli stessi vaccini producono la Spike. Ergo, siamo sicuri che stiamo facendo la cosa veramente giusta? In particolare, siamo sicuri che vogliamo dare queste vaccinazioni a dei bambini, con delle prove in vitro che dicono che inibiscono la riparazione del DNA e che, probabilmente, cambiano la funzione immunitaria? Vogliamo dare questi vaccini a dei bambini che hanno il sistema immunitario in sviluppo?

Concludo dicendo che quello di cui abbiamo bisogno non è la divisione che è stata perpetrata tra vax e novax, che sono categorie completamente assurde create apposta per distogliere l'attenzione dalla problematica vera. Noi abbiamo bisogno di umanità, abbiamo bisogno di unione, abbiamo bisogno di tornare ad abbracciarci fisicamente e mentalmente, con il cuore, perché siamo esseri umani ed è nell'unione, nell'umanità, che troveremo una strada per il futuro. Nella divisione si andrà solamente verso l'oscurità.

Bibliografia

Föhse, F. K., Geckin, B., Overheul, G. J., van de Maat, J., Kilic, G., Bulut, O., Dijkstra, H., Lemmers, H., Andrei Sarlea, S., Reijnders, M., Hoogerwerf, J., ten Oever, J., Simonetti, E., van de Veerdonk, F. L., Joosten, L. A.B. Bart, Haagmans, L., van Crevel, R., Li, Y., van Rij, R. P., GeurtsvanKessel, C., de Jonge, M. I., Domínguez-Andrés, J., Netea, M. G. (2021). The BNT162b2 mRNA vaccine against SARS-CoV-2 reprograms both adaptive and innate immune responses. medRxiv 2021.05.03.21256520; doi: https://doi.org/10.1101/2021.05.03.21256520.

Jiang, H., Mei Y-F. (2021). SARS–CoV–2 Spike Impairs DNA Damage Repair and Inhibits V(D)J Recombination In Vitro. Viruses. 2021; 13(10):2056. https://doi.org/10.3390/v13102056.

Ulloa, A. C., Buchan, S. A., Daneman, N., Brown, K. A. (2021). Early Estimates of SARS-CoV-2 Omicron Variant Severity Based on a Matched Cohort Study, Ontario, Canada. medRxiv 2021.12.24.21268382; doi: https://doi.org/10.1101/2021.12.24.21268382.

Capitolo 2

Etica ed epistemologia dei vaccini anti COVID-19

Fulvio Di Blasi

L'altro giorno ho fatto un esperimento sui social network. Ho scritto un post in cui dicevo, più o meno, che l'efficacia del vaccino Pfizer sulla trasmissione del virus è attualmente sconosciuta. Poi ho rincarato la dose. Ho detto che l'efficacia sulla trasmissione del virus di tutti i vaccini anti COVID-19 disponibili in Europa è attualmente sconosciuta. Quindi ho aspettato un pochino, come fa il pescatore. Ed ecco che è arrivato quasi subito il commento di una persona che ha scritto: «ma questo Di Blasi, finché non mi dà un curriculum vitae con la laurea in virologia, per me quello che scrive vale zero». E io l'ho subito ringraziato perché ovviamente aspettavo esattamente questo tipo di reazione. A quel punto, ho rivelato da dove avevo preso quella frase, che non era mia, non me l'ero inventata. Era una frase presa dalla presentazione generale del vaccino Pfizer da parte di EMA (la *European Medicines Agency*). Infatti, se voi aveste aperto la pagina di EMA sul vaccino Pfizer poche settimane fa avreste trovato, tra le domande in evidenza per il grande pubblico, questa esatta indicazione. E non l'avreste trovata soltanto per Pfizer; l'avreste trovata con riguardo a tutti i vaccini sotto autorizzazione condizionata in Europa.[1]

> «Cominraty può ridurre la trasmissione del virus da una persona all'altra?
>
> L'impatto della vaccinazione con Comirnaty sulla diffusione del virus SARS-CoV-2 nella comunità non è ancora noto. Non è ancora noto quanto le persone vaccinate possano ancora essere in grado di trasportare e diffondere il virus».[2]

Questo giudizio di EMA si allinea a quello della *Food and Drug Administration* statunitense (FDA), che è forse l'Agenzia autorizzativa dei farmaci più grande al mondo e che scrive così:

> «La maggior parte dei vaccini che proteggono dalle malattie virali riduce anche la trasmissione del virus che causa la malattia da parte di coloro che sono vaccinati. Sebbene si spera che sia così, la comunità scientifica non sa ancora se Comirnaty ridurrà tale trasmissione».[3]

---

1 Di recente, dopo che questo argomento è stato usato in alcune cause giudiziarie, EMA ha stranamente cancellato queste indicazioni semplificate. Ciò, naturalmente, non cambia nulla rispetto alla questione sostanziale, come ho spiegato in dettaglio altrove (Di Blasi, Isidoro, Osimani, Teodori, 2022).

2 EMA, "Comirnaty - Overview", febbrario 2022, URL: https://www.ema.europa.eu/en/medicines/human/EPAR/comirnaty.

3 FDA, "Q&A for Comirnaty (COVID-19 Vaccine mRNA)", URL: https://www.fda.gov/vaccines-blood-biologics/qa-comirnaty-covid-19-vaccine-mrna. Questa "speranza" richiamata da FDA è in realtà molto fievole perché, com'è noto, gli attuali vaccini anti Covid sono diversi dai vaccini tradizionali al punto che, nel 2021, per poter applicare ad essi la nozione di "vaccino" si è dovuto cambiare tale nozione fino a renderla così ampia da includere in essa qualsiasi trattamento medico

(continua)

Naturalmente, queste indicazioni semplificate per il grande pubblico hanno radici profonde che dipendono dalla natura stessa degli studi e dati scientifici posti a base delle autorizzazioni dei vaccini (Di Blasi, Isidoro, Osimani, Teodori, 2022).

In generale, il giudizio di FDA è più affidabile e rilevante perché FDA ha un budget di circa sei miliardi l'anno mentre EMA ha un budget di circa cinquecento milioni. EMA è un'agenzia piccolina rispetto a FDA. Se FDA dice di essere "*understaffed*", cioè di non avere risorse e personale sufficienti per le pratiche che deve espletare, figuriamoci EMA. Infatti, se si guarda la storia di questi vaccini anti COVID-19 si vede che EMA si allinea sempre, nel giro di una o due settimane, ai provvedimenti di FDA. L'unica eccezione di rilievo è stata l'approvazione definitiva del vaccino Pfizer fatta ad agosto 2021, interamente dettata da scelte politiche e circondata da una preoccupante mancanza di trasparenza (Di Blasi, 2022, cap. 8). In Europa, il vaccino Pfizer è ancora in fase di autorizzazione condizionata. Questa è stata infatti l'unica volta in cui EMA non ha seguito l'esempio di FDA.

Perché questo esordio e questo esperimento? Perché la maggior parte delle persone, pur dopo quasi due anni di dibattiti massmediatici sul tema, non si rende ancora conto di quali siano le fonti delle verità sui cosiddetti vaccini anti COVID-19 e del valore epistemologico di esse.

1. Documenti giuridico amministrativi

EMA ed FDA sono tra i pochi e unici soggetti al mondo ad avere accesso ai dati tecnico scientifici primari sui vaccini anti

potenzialmente migliorativo degli effetti di una malattia. Su ciò cfr. Di Blasi, 2022, pp. 272-293.

COVID-19. Perché? Per il semplice fatto che tali dati sono nel solo possesso delle case farmaceutiche produttrici, le quali sono in conflitto di interesse e titolari di un segreto industriale sugli stessi (Di Blasi, 2021, cap. 2).

EMA ed FDA non sono centri di ricerca scientifica come potrebbero esserlo un dipartimento o un istituto universitario; sono enti governativi che assolvono ad una funzione amministrativa. Quando si svolgono attività pericolose in società bisogna ottenere una licenza, un permesso, una patente. Per *guidare i farmaci* nelle autostrade del mercato l'autorità governativa deve rilasciare una specifica patente o autorizzazione. *Guidare un farmaco*, d'altronde, è più pericoloso di guidare una macchina. Un incidente stradale può portare la morte di qualcuno, ma un farmaco fatto male o difettoso può causare un genocidio, come purtroppo è successo in tanti casi e scandali della storia – anche recente – dell'industria farmaceutica (Di Blasi, 2021; Compton, 2022; Nesi, 2008).

Quando una casa farmaceutica vuole ottenere il permesso di commercializzare un farmaco deve presentare domanda all'ente governativo competente. Come in tutti i procedimenti amministrativi, tale domanda deve essere adeguatamente corredata di tutta la documentazione necessaria. In questo caso, però, la domanda è estremamente complessa (fatta di centinaia di migliaia di pagine) e include i risultati e le valutazioni degli studi e test compiuti sul farmaco. Poiché sul farmaco c'è il segreto industriale, la scienza indipendente non conosce il contenuto della domanda né ha accesso diretto ai dati del prodotto e degli studi effettuati. L'ente regolatore non è autorizzato a divulgarli, deve soltanto rendere pubbliche le proprie decisioni, debitamente corredate delle valutazioni e motivazioni che le hanno fondate e che ne potrebbero determinare l'illegittimità.

I documenti delle agenzie del farmaco sono atti dovuti e hanno natura giuridica; sono basati su dati tecnico scientifici ma sono documenti giuridici di regolamentazione. Tuttavia, proprio perché le agenzie devono valutare le domande delle case farmaceutiche sono le uniche ad avere accesso alla "scienza dei vaccini", che è quella prodotta dalle case farmaceutiche in conflitto di interessi: una scienza, quindi, che in un giudizio in tribunale non potrebbe essere "testimoniata" perché chi è in conflitto di interessi non può testimoniare la *propria* verità.

Quando nel dibattito pubblico si parla della "scienza di questi vaccini" citando anche gli studi pre-autorizzazione si nasconde un fatto banalissimo, ossia che la comunità scientifica in senso proprio non possiede una tale scienza. La scienza cosiddetta "indipendente" cerca di ottenere pezzettini e stralci di dati che in realtà sono segreto industriale delle aziende, e fa fatica ad elaborare timide ipotesi che purtroppo rimangono prive di adeguato fondamento.

Le agenzie autorizzative sono le uniche, ripeto, ad avere accesso ai dati reali e completi (per come, naturalmente, vengono loro raccontati dalle case farmaceutiche in conflitto di interessi), e ci dicono (o dovrebbero dire) di essi solo e unicamente ciò che se ne può affermare con ragionevole certezza. Sono infatti enti che hanno natura e funzione politica e regolamentare, a cui compete non fare ipotesi scientifiche ma prendere decisioni che influiscono sulla collettività assumendosene la responsabilità.

E che cosa ci possono dire queste agenzie, ad esempio, sull'efficacia di questi vaccini rispetto alla trasmissione del virus? Nient'altro che questo, che è sconosciuta. Questo esempio dà l'idea di quanto le fonti ufficiali e primarie raccontino spesso una storia diversa da quella della politica e dei media mainstream. Chi, sentendo parlare di vaccini, pensa di ottenere certezze da chissà quale virologo o medico in televisione non ha proprio capito come funziona in questo caso la catena epistemologica delle fonti. Un virologo che non abbia lavorato per la casa farmaceutica specifica nella produzione del vaccino specifico non ha virtualmente, al momento, dati maggiori di chiunque sappia leggere con attenzione i documenti ufficiali (giuridico amministrativi) delle agenzie del farmaco; documenti che soprattutto i giuristi e i politici devono saper leggere molto bene perché dettano le linee di regolamentazione da seguire in società e di cui bisogna interrogarsi sulla coerenza e legittimità anche diacronica.[4]

Tornando all'esempio fatto con riguardo all'efficacia di questi prodotti sulla circolazione del virus, è indicativo che gli attuali governanti, sulla base di un dato giudicato "sconosciuto" dagli unici soggetti che hanno accesso ai dati scientifici effettivi, abbiamo adottato politiche basate sul presupposto che ci sia una efficacia dei vaccini sulla trasmissione del virus. Questo fa già capire il tipo di stranezza, eccentricità e/o illiceità del dibattito in corso.

2. Il problema epistemologico

Uno dei vizi di fondo del dibattito attuale, ovvero della confusione che c'è su questi vaccini, è proprio quello afferente all'epistemologia. Indipendentemente dalla questione dei conflitti di interesse (che purtroppo molti non dichiarano), non è mai chiaro chi parla o dovrebbe parlare di questi prodotti, che cosa ne può dire, sulla base di quali competenze, con che dati, con quale rapporto con le fonti, ecc.

Si è creata una confusione enorme che ha di fatto e indebitamente messo su un piedistallo presunti esperti che, però, non hanno accesso alle fonti vere e primarie perché, come ho

4 Naturalmente, come accennerò dopo, si è aperto di recente un grande potenziale di ricerca per la comunità scientifica in seguito al recente accesso amministrativo alla documentazione di Pfizer ordinato da un giudice americano (Di Blasi, 2021).

detto, nessuno ha accesso a tali fonti. Questi sedicenti esperti hanno proclamato certezze nell'etere televisivo e massmediatico senza mai chiarire come le avessero ottenute e brandendo a volte ingenuamente in mano un qualche recente articolo *scientifico* appena pubblicato su una certa rivista medica, come se le riviste avessero poteri profetici o di divinizzazione rispetto ai fascicoli segreti dell'industria farmaceutica e degli uffici delle agenzie regolatrici.

Di recente, nel ricorso per l'accesso amministrativo ai documenti di Pfizer – promosso tra gli altri da accademici di Yale, Harvard, Brown e dell'Università della California di Los Angeles (UCLA) – FDA si è dichiarata disponibile a concedere l'accesso ma in circa 75 anni. Una cosa davvero *comoda*, così eventuali responsabili morirebbero prima di poterne accertare le colpe in giudizio. 75 anni è un calcolo molto approssimativo. Dipende dal fatto che FDA ha dichiarato di poter consegnare circa 5000 pagine al mese in modo da avere il tempo di annerire i dati sensibili coperti dal segreto industriale. Siccome la pratica amministrativa di Pfizer si aggira tra le 300.000 e le 450.000 pagine (l'equivalente di migliaia di libri), il tempo stimato per l'esecuzione dell'offerta di FDA si aggirerebbe tra i 50 e i 75 anni.

FDA, però, aveva detto di aver valutato l'approvazione del vaccino Pfizer in 108 giorni, poco più di tre mesi. Ma se in così poco tempo è stata in grado (per ipotesi) di esaminare e valutare così attentamente la pratica di Pfizer al punto da anticiparne l'approvazione rispetto ai tempi previsti, com'è possibile che poi le servano dai 50 ai 75 anni solo per annerire i dati sensibili della medesima documentazione? Naturalmente, non è possibile e i sottoscrittori del ricorso per l'accesso agli atti, in modo simbolico, avevano chiesto al giudice di concedere a FDA 108 giorni per la consegna dei documenti. Il giudice americano, com'era prevedibile, non ha accolto la richiesta di FDA e ha infine ordinato di mettere l'intero fascicolo a disposizione dei ricorrenti in circa otto mesi (50.000 pagine al mese), assumendo eventualmente, ove necessario, nuovo personale.

Come si sa, l'approvazione definitiva di Pfizer da parte di FDA è stata caratterizzata da indebite pressioni politiche da parte della presidenza Biden e ha generato enormi polemiche. Per la prima volta non è stato convocato il comitato consultivo indipendente e alcuni importanti dirigenti si sono dimessi lamentando loro stessi le pressioni ricevute (Di Blasi, 2022; Doshi, 2021; Krause et al., 2021). È famosa, in proposito, la critica durissima e ufficiale della redazione del *British Medical Journal* (BMJ, 2021).

Faccio qui cenno a queste cose non per entrare nel merito di quelle polemiche e problematiche specifiche ma per chiarire sia lo stato della scienza indipendente (la comunità scientifica vera!) rispetto alle fonti primarie su questi vaccini sia per chiarire la mole di materiale che sarebbe necessario studiare per avere competenze credibili e potersi presentare come esperti della materia.

3. Fonti primarie e coscienza morale

Nessuno ha attualmente a disposizione la cosiddetta "scienza" di questi vaccini per tre motivi principali: a) perché nessuno scienziato indipendente ha accesso pieno ai dati primari; b) perché i dati primari delle case farmaceutiche non sono definibili come "scienza" (e, oltretutto, hanno natura più tecnologica che scientifica); c) perché la scienza propriamente detta non ha ancora avuto il tempo di formarsi o svilupparsi sia per la segretezza dei dati primari sia perché il monitoraggio e la sperimentazione di questi nuovi farmaci sono ancora in corso. Non basta avere una laurea in medicina o in virologia per poter parlare da "esperti" di questi temi. Per di più, la scienza implicata in questo campo, oltre ad essere estremamente ricca e complessa, è anche fortemente multidisciplinare. Ci sono tanti aspetti da affrontare, a partire dalla natura giuridica e regolatrice delle fonti primarie disponibili, dalla natura giuridico politica delle autorizzazioni emergenziali al commercio e dai diritti fondamentali della persona su cui le autorizzazioni e regolamentazioni incidono.

Ritorniamo alle fonti di informazione primarie e alla natura giuridica di esse. I documenti delle agenzie regolatrici non sono testi intesi a spiegare agli scienziati gli sviluppi teorici o tecnologici dei farmaci a mRNA ma ad offrire a tutti noi indicazioni, per la nostra stessa sicurezza, su come va regolamentato questo tipo di farmaci nel sistema sociale: come va trasportato, come va somministrato, a chi va dato, con che criteri. Queste indicazioni si basano su dati tecnico-scientifici, anche se in gran parte segreti, ma non hanno esse stesse natura scientifica né si rivolgono agli scienziati.

Il rapporto che dobbiamo avere con questi documenti è simile a quello che ha un giudice con le perizie e testimonianze in un processo. Il paragone tra il giudizio in tribunale e la coscienza morale è importante e adeguato. È un'analogia propria che viene classicamente usata in questo contesto. La coscienza morale è come un giudice in una corte di giustizia che deve valutare tutte le prove e i pezzi di informazione disponibili per poter prendere una decisione razionale. Questa decisione per il giudice è una sentenza, per noi è il giudizio su cosa fare e cosa non fare nel qui e nell'ora della situazione.

Quando valutate in tribunale le informazioni di cui avete bisogno, dovete capire chi sono i periti, che cosa possono dire esattamente in base alla loro competenza, se sono affidabili e attendibili, se sono in conflitto di interessi, qual è il valore di certe presunte verità in sé e rispetto alle decisioni di prendere. Le perizie vanno lette soprattutto dai giudici e dagli avvocati. Se domani uno dei sedicenti esperti da televisione si dovesse trovare coinvolto in un caso di responsabilità medica, mi dispiace per lui ma le perizie tecniche del caso le valuterebbero i giudici e gli avvocati. L'obiezione irrazionale e demagogica da televisione secondo cui di certe cose devono parlare solo presunti medici o virologi assumerebbe in tribunale un valore epistemologico, non solo razionalmente nullo, ma anche fastidioso e controproducente.

Le persone intelligenti sanno leggere e valutare le perizie degli esperti e si rendono conto facilmente se sono realmente tali. Con riguardo ai documenti tecnici sui vaccini redatti dalle agenzie regolatrici vale lo stesso criterio. Io, personalmente, ho letto tutti quelli principali di FDA ed EMA su tutti i vaccini attualmente autorizzati al commercio e posso confermare che li possono capire tutti, basta applicarsi e dedicarvi il tempo necessario. In alcuni casi, è bene consultarsi sul valore o sul significato esatto di alcune affermazioni, tabelle o riferimenti tecnici ma questo avviene in qualunque campo professionale, specialmente quando è caratterizzato da una certa interdisciplinarità.

La decisione finale di un processo non è dettata mai dal solo punto di vista tecnico di una perizia. Parimenti, sui vaccini anti COVID-19 è cruciale comprendere anche la natura giuridica, morale e politica delle valutazioni che li riguardano.

Molti fattori rilevanti non sono di competenza del virologo come virologo o del medico come medico o dello statistico come statistico. Bisogna capire che cosa compete esattamente a questi e ad altri esperti di settore. Ricordo alcuni presunti esperti di medicina o virologia che si lamentarono dicendo che solo gli esperti come loro dovevano essere invitati in televisione. Che tipo di giudizio era questo? Certamente non medico o virologico; semmai, di etica politica o dell'informazione. Quei soggetti, pertanto, non erano competenti ad esprimerlo e facendolo dimostrarono una tendenza a parlare troppo e fuori dal loro campo, il che in genere è sintomo di incompetenza professionale. Il vero esperto, specialmente nei contesti in cui è chiamato ad esprimersi in modo tecnico, sa esattamente quando deve smettere di parlare e rimanere in silenzio, lasciando la parola a chi è competente di altre questioni.

Per come la vedo io, la confusione che si è creata in questo periodo è una crisi delle coscienze morali, sia in termini di coscienza individuale che di coscienza pubblica, cioè rispetto a quei soggetti che devono prendere decisioni per il bene comune. La coscienza dei cittadini è stata violentata generando nell'informazione mainstream una sorta di tuttologi con diritto di arbitrio. Questi soggetti grotteschi, non chiarendo mai i loro rapporti con le fonti, i confini della loro disciplina e i loro conflitti di interesse, si sono sentiti liberi di dispensare certezze di qualunque tipo in modo infondato, arbitrario e irresponsabile, prendendo letteralmente in giro la popolazione e violandone il consenso informato.

4. Un esempio: il consulto col medico per le donne incinte

Voglio chiarire questi aspetti con degli esempi concreti. È importante capire quanto in profondità si può e si deve andare applicando alle questioni in gioco un corretto approccio epistemologico. Solo in questo modo si possono contrastare errori e manipolazioni di dati salvaguardando il consenso informato dei cittadini.

Una delle cose che mi hanno colpito di più studiando i documenti autorizzativi dei vaccini anti COVID-19 è stata l'indicazione per le donne incinte di consultarsi col medico prima di sottoporsi a vaccinazione. Bisogna capire che le prime vittime di questa indicazione insulsa sono stati proprio i medici. Dovete sapere, infatti, che fin dai primi documenti autorizzativi – quelli, per intenderci, posti a base dell'immissione in commercio del primo vaccino Pfizer a fine 2020, ma la stessa cosa è successa poi con tutti gli altri vaccini successivi – nei documenti è stato scritto che, nel caso delle donne incinte o allattanti, bisogna fare il consulto con il medico prima di fare il vaccino (Di Blasi, 2022, cap. 4). A prima vista, sembra un'indicazione di buon senso e quasi d'obbligo. Per chi conosce i documenti autorizzativi e un po' di epistemologia, invece, la reazione immediata è esattamente quella opposta. Perché mai bisognerebbe fare un consulto col medico in questo caso? Qual è il senso di una tale indicazione? Che cosa dovrebbe o potrebbe dire il medico alla donna che allatta o che è incinta?

La verità è che questa indicazione è una vera e propria presa in giro. Per capirlo basta fare un ragionamento molto semplice basato sui dati delle autorizzazioni emergenziali. Nei test e studi pre-autorizzazione di tutti i vaccini anti COVID-19, infatti, le donne incinte e allattanti erano state escluse. Nel caso di questa categoria di persone, in altri termini, non si poneva neppure il problema di giocare sul carattere sperimentale o no dei vaccini perché non vi era stata alcuna sperimentazione di alcun tipo.

A rigor di logica, di etica e della normativa delle autorizzazioni emergenziali (sia negli Stati Uniti che in Europa), l'immissione in commercio doveva escludere le donne incinte e allattanti perché, tecnicamente, si può mettere in commercio in via emergenziale un prodotto soltanto quando ci sono dati di efficacia e sicurezza provvisori o incompleti sulla cui base elaborare una valutazione, seppure temporanea, dei rischi e dei benefici. Il fatto di non aver escluso l'uso di questi pseudo vaccini per le donne incinte e allattanti ha implicato a tutti gli effetti l'avvio di una sperimentazione di un farmaco sugli esseri umani senza il loro consenso e senza alcun dato scientifico previo che potesse giustificarla. Si è trattata di un gravissimo abuso.

Ma torniamo all'indicazione di consultarsi col medico. Epistemologicamente parlando, l'attività di consultarsi con un professionista ha un senso quando esistono, in un certo campo, delle conoscenze universali, astratte o scientifiche disponibili e bisogna valutarne l'applicazione al caso concreto. In questo caso, però, l'unica cosa che dicono i documenti ufficiali in proposito è che le donne incinte e allattanti non erano state incluse nei test e studi pre-autorizzazione e che, quindi, non esistono indicazioni specifiche sul farmaco in questione. Per il resto, il medico non ha accesso ai documenti reali dei farmaci né esiste di essi un bugiardino perché gli effetti sono ancora in fase di studio e sperimentazione. Per di più, al momento della messa in commercio, il periodo di osservazione dei volontari era stato di due mesi e, pertanto, qualsiasi previsione su efficacia e sicurezza (perfino per i soggetti coinvolti) era limitata a questo arco temporale.

Se quindi non esistono dati scientifici sull'uso di questo prodotto nuovo nelle donne incinte e allattanti e se gli unici documenti disponibili (quelli delle agenzie regolatrici) non contengono alcuna indicazione in proposito, che cosa dovrebbe dire il povero medico alla donna che gli chieda un consulto? Sarebbe come chiedere ad un ingegnere se usare un materiale da costruzione di cui nessuno sa nulla o ad un avvocato se intraprendere un'azione giudiziaria su un presunto diritto non protetto da alcuna legislazione. L'ingegnere bravo direbbe di non usare quel materiale; l'avvocato bravo direbbe che, in mancanza di una legge, non vi è un diritto da fare valere in giudizio e sconsiglierebbe di agire. La medicina di stato, però, funziona a quanto pare diversamente. Ed ecco quindi tante donne ingenue rivolgersi a troppi medici pronti a fare gli oroscopi o a diventare chiaroveggenti o cartomanti: "Pfizer non vi dice niente, le agenzie governative con accesso ai dati scientifici non vi dicono niente, ma non vi preoccupate, ve lo dico io se potete usare o no questo prodotto nuovo di cui nessuno di noi medici, tecnicamente, conosce i documenti primari". Questo consulto e i consigli che ne potrebbero derivare non hanno nulla di scientifico o di razionale.

5. L'aspetto cognitivo della coscienza morale

Per chi si mette nell'ottica epistemologica del giudice di un processo o della coscienza morale razionale, e cerca di capire chi dice che cosa e sulla base di quali dati o fonti, la domanda nasce spontanea: con che criterio mi si sta dando un'indicazione come quella del consulto col medico? La verità è che i documenti autorizzativi iniziali sono contraddittori: richiedono ai medici qualcosa che non possono fare e che li espone a responsabilità professionale. Questa conclusione non appartiene alla virologia, alla biologia o alla medicina, è di competenza di chi capisce l'epistemologia e sa pensare in termini logici.

Molto del lavoro dei giudici e degli avvocati nei processi è di natura epistemologica, ma è un lavoro che anche la coscienza morale deve sempre fare. La coscienza morale è primariamente attività epistemologica. Certo, bisogna essere buoni, volere il bene, ma al livello cognitivo il lavoro della coscienza è epistemologico.

Noi siamo liberi di prendere una decisione quando conosciamo la verità di quella decisione. Un giovane è libero di scegliere di iscriversi a giurisprudenza o a medicina se possiede un'idea abbastanza ragionevole della differenza tra studiare medicina e studiare giurisprudenza, tra fare l'avvocato, il giudice o il medico; se non la possiede non è libero di scegliere. Può fare una scommessa, esprimere una speranza, ma non è libero rispetto all'oggetto della scelta se non ne conosce i termini essenziali.

È la verità che rende liberi. Sappiamo dove conduce una certa strada e dove conduce un'altra, quindi siamo liberi di scegliere quale delle due percorrere. Quando vogliamo andare in vacanza ci informiamo sui luoghi che ci piacerebbe visitare, sui costi, sui vantaggi, svantaggi o pericoli di certi viaggi. Non scegliamo a caso o non totalmente a caso, a meno che il caso o la sorpresa a volte non faccia parte della scelta che vogliamo fare.

La parte cognitiva della scelta morale riguarda l'accertamento della verità della situazione e del contesto in cui ci muoviamo. In un caso così complesso come quello degli attuali vaccini anti COVID-19 ci sono tante discipline coinvolte, ognuna depositaria delle verità di alcuni fattori rilevanti. Tra queste discipline, l'etica è fondamentale.

6. La rottura del doppio cieco

A proposito degli studi autorizzativi, ad esempio, un danno grandissimo è derivato dalla rottura del "doppio cieco.

Nella prima riunione del Comitato consultivo di FDA relativo all'autorizzazione emergenziale del primo vaccino anti COVID-19, si tenne una relazione di etica proprio su questo, sulla rottura del doppio cieco. Chi la tenne? Un esperto di etica? No, venne chiamato un epidemiologo che nell'introdurre il tema, in modo alquanto disarmante, ringraziò alcuni esperti di etica che lo avevano aiutato (Di Blasi, 2021, pp. 80 ss.). E questo sarebbe il rispetto della competenza scientifica di chi poi non vuole che altri parlino della sua materia? Io rimasi molto colpito dalla povertà di argomentazioni etiche di quella riunione del Comitato di FDA. D'altronde, affrontavano questioni di etica senza la presenza di alcun vero esperto della materia. È come se io volessi parlare di medicina e prendere decisioni afferenti alla medicina con i miei soli colleghi di diritto e filosofia.

La rottura del doppio cieco non era l'unica questione etica rilevante ai fini della decisione sull'autorizzazione emergenziale né bisognava affrontarla nel solo modo in cui lo si fece. FDA però dettò l'agenda sia medico scientifica che etica e giuridica ai membri del Comitato. La discussione era blindata e veicolata. Faceva molto comodo che venisse rotto il doppio cieco sia alle case farmaceutiche che a FDA perché ciò avrebbe reso virtualmente impossibile, da una parte, la verifica del loro operato in fase pre-autorizzativa e, dall'altra, la verifica della scelta di autorizzare in via emergenziale l'uso del vaccino. La rottura del doppio cieco è stata un disastro che ha compromesso tutti gli studi in corso, ed è stata una scelta contraddittoria.

Proviamo a riflettere sul percorso epistemologico di questa scelta. Si stava dando un'autorizzazione emergenziale basata su dati provvisori e incompleti. La verità ultima di questa decisione dipendeva quindi da dati definitivi e completi ancora avvenire. La rottura del doppio cieco avrebbe rovinato irrimediabilmente gli studi in corso, il che significa che i dati provvisori iniziali non avrebbero più potuto essere validati o invalidati da quelli definitivi. Una salvezza, dicevo, per chi era in conflitto di interessi rispetto ai dati iniziali provvisori.

Tuttavia, si disse, c'è un motivo *etico* per una scelta così drammatica come rompere il doppio cieco. Dopo l'autorizzazione, come si sarebbe potuta negare a chi aveva ricevuto il placebo la scelta di ricevere il vaccino? Questo motivo etico (l'unico ammesso alla discussione del Comitato di FDA) era però chiaramente fallace. Si basava, infatti, sull'idea che il sopravvenire dell'autorizzazione emergenziale potesse aggiungere qualcosa alla verità sull'efficacia e sicurezza del vaccino rispetto al momento ad essa precedente. La verità dell'autorizzazione emergenziale però "era" la verità degli studi che la precedevano e dipendeva dal completamento degli stessi. Fu un chiaro caso di circolarità logica: si usarono studi parziali sul vaccino per dare verità all'autorizzazione emergenziale e poi si usò la verità dell'autorizzazione emergenziale per dare maggiore sicurezza al vaccino e offrirlo a chi aveva ricevuto il placebo.

Per chi stava partecipando all'esperimento in doppio cieco, l'unica novità fu giuridica, non scientifica. Diverso sarebbe stato se il Comitato avesse deciso che, alla luce degli studi già fatti, si poteva dedurre in anticipo che il vaccino era sicuro ed efficace, e che quindi non vi erano motivi per proseguire gli studi in doppio cieco. Su questo, invece, l'opinione comune era l'esatto contrario. Gli studi si sarebbero dovuti continuare perché lo stato di incertezza era lontanissimo dall'essere stato superato. Gli aspetti ignoti (*unknown*) erano più di quelli noti. La regolamentazione giuridica stessa dell'autorizzazione emergenziale non consentiva di esprimere un giudizio su sicurezza ed efficacia se non in termini di ipotesi e di speranza (Di Blasi, 2022).

La rottura del doppio cieco fu quindi un'operazione in forte conflitto di interessi compiuta senza alcuna base scientifica e in virtù di ragionamenti etici e logici infondati e contraddittori.

Per chiarirci, non si trattò di una decisione virologica o statistica. Fu una decisione etica, giuridica e politica. Era giusto e scientificamente corretto che la prendessero soltanto un gruppo di pediatri membri del Comitato di FDA basandosi su una relazione etica veicolata da FDA stessa e affidata ad un epidemiologo? Si sarebbero dovuti coinvolgere almeno dei giuristi e costituzionalisti, alcuni esperti (veri) di etica, probabilmente alcuni rappresentanti eletti del popolo (magari col parere di una commissione parlamentare) e alcune associazioni a tutela dei consumatori. Tra l'altro, anche rispetto ai medici coinvolti, si sarebbero dovuti chiamare anche esperti di geriatria o di allergie. Il COVID-19 non era una malattia dell'infanzia, semmai della vecchiaia. Il fatto che FDA non sia riuscita a comporre, in questa fase di emergenza internazionale, un comitato consultivo adeguatamente specializzato neppure sotto il profilo medico è davvero sorprendente.

7. Giudizio etico e giudizio medico

Torniamo alla coscienza morale. I ragionamenti che svolgiamo nella sfera della nostra coscienza hanno delle caratteristiche di fondo e devono anzitutto vertere sull'epistemologia dei beni in gioco. Non è detto, infatti, che, anche nel caso dei vaccini anti COVID-19, il bene della salute sia il più importante.

Di questi tempi, ci sono tanti presunti virologi e scienziati che pretendono la parola in quanto "esperti" ma poi si lanciano in giudizi etici di bassissimo profilo morale e intellettuale: "chi non si vaccina è egoista, è un terrorista, è uno che ha paura". Chissà, poi, perché chi non si vaccina agirebbe così per paura del vaccino mentre chi si vaccina non agirebbe così per paura del COVID-19. Gli argomenti etici degli esperti da TV, oltre ad essere fuori dalla loro presunta competenza professionale, non meritano approfondimenti. L'epistemologia e la gerarchia dei beni in gioco meritano invece almeno un cenno di spiegazione e un'esemplificazione perché sono tra le prime cose che la coscienza morale deve comprendere e affrontare.

Immaginate di essere il Papa e di avere la possibilità di vaccinarvi subito perché, ovviamente, nella vostra posizione, siete un soggetto privilegiato rispetto agli altri. Immaginate però che, pur non mettendo in dubbio l'efficacia e sicurezza dei vaccini contro il COVID-19 (cioè, pur essendo *pro-vax* da tutti i punti di vista), decidiate, per dare un insegnamento a tutto il mondo e per forzare i governi a fare scelte etiche, di non vaccinarvi prima che anche l'ultimo dei fedeli del mondo abbia ricevuto la sua dose, specialmente nei paesi poveri.

Che tipo di scelta sarebbe questa? Un atto di amore? Un atto di egoismo? Un atto dettato dalla paura o da tendenze terroriste? È ovvio che sarebbe una scelta etica superiore, e lo sarebbe precisamente perché andrebbe oltre il mero bene della salute. Nell'etica classica, i beni del corpo stanno un gradino più in basso di quelli dello spirito; quindi, se una persona fa una scelta etica per un bene superiore alla salute non la si è mai chiamato egoista, almeno nella storia della civiltà occidentale, e probabilmente di nessun'altra civiltà.

A parte il Papa, potete anche immaginare di essere un genitore con responsabilità gravi verso i figli che valuti in coscienza che per lui il rapporto rischi-benefici è negativo. Dovreste fare il vaccino lo stesso? Sarebbe un atto giusto, di generosità? Verso chi? Anche qui, il buon senso è sufficiente per chi voglia farsi le domande giuste e senza pregiudizi.

Prima di parlare di etica bisogna conoscerla o, quantomeno, bisogna decidere di essere intellettualmente onesti e sufficientemente distaccati dai propri pregiudizi. Stupisce non poco il modo superficiale in cui, negli ultimi tempi, si sono toccati temi etici sui vaccini in televisione e nei media senza mai dare il giusto spazio agli esperti di morale. Sotto questo profilo, un lavoro serissimo che deve fare la coscienza morale, quando esposta a continue informazioni aggressive e dogmatiche nei media, è distinguere i soggetti affidabili da quelli inaffidabili. Anche la riduzione del problema etico a "vaccino sì, vaccino no" va rifiutata come superficiale, ideologica e riduzionista. Le scelte etiche riguardanti la pandemia sono più complesse e variegate e bisogna saperne riconoscere e comprenderne l'epistemologia (Di Blasi, 2021; Di Blasi, 2022).

8. Un altro esempio: il rapporto rischi benefici fasullo del vaccino AstraZeneca

Vediamo adesso in dettaglio un errore etico ed epistemologico molto grave che si è commesso col vaccino AstraZeneca. Si tratta di un errore che ormai per noi appartiene al passato rispetto a quel vaccino ma che ci può e deve aiutare a correggere errori simili che si stanno facendo con altri di questi vaccini; come, per esempio, con le dosi di richiamo, con le vaccinazioni pediatriche o con l'ostinazione a non mettere in discussione le autorizzazioni emergenziali o condizionate nonostante i segnali negativi e di pericolo che ormai si registrano quotidianamente. Sembra che, per qualche strana ragione, nel caso di questi nuovi farmaci sperimentali il principio di precauzione sia stato del tutto sospeso o eliminato.

Alcuni dettagli del caso AstraZeneca possono aiutare a comprendere correttamente quanto una competenza seria, scientifica ed epistemologicamente accurata può cambiare radicalmente l'approccio alle singole questioni rilevanti.[5] Sembra passato un secolo dal caso AstraZeneca e, invece, si tratta di eventi dell'anno che si è appena chiuso.

A fine 2020, nel mese di dicembre, l'agenzia del farmaco inglese approvava questo vaccino con un po' di anticipo sul resto d'Europa. Vi era la corsa dei singoli stati – vi ricorderete – a chi avrebbe avuto il suo primo vaccino, da cui sarebbero dipese la ripresa economica e un considerevole vantaggio sugli altri stati. La solidarietà non fu il principio guida di quei primi tempi di pandemia, almeno sotto questo profilo.

L'EMA l'avrebbe approvato poco dopo, il 29 gennaio 2021. Negli Stati Uniti, per motivi che non posso approfondire in

5 Analizzo in modo più approfondito il caso AstraZeneca in Di Blasi, 2022, cap. 7.

questa sede, non fu mai approvato (Di Blasi, 2022, cap. 8; Madhi et al., 2021).[6] Nel Regno Unito, quindi, iniziarono le vaccinazioni prima che in Europa, precisamente il 5 gennaio 2021. Si iniziò correttamente con i soggetti più anziati, prediligendo i più deboli, e questo probabilmente è alla radice del fatto che i primi casi seri (legati alla popolazione più giovane) vennero rilevati in ritardo nella farmacovigilanza inglese; ma ci sono probabilmente anche altre ragioni di questo ritardo come il fatto che l'Inghilterra fu esclusa dalla farmacovigilanza europea per via della Brexit e non poteva pertanto valutare quanto succedeva in Europa con la vaccinazione di massa che venne avviata dopo l'approvazione del 29 gennaio.

Il problema scoppiò quasi immediatamente al punto che, nelle prime due settimane di marzo, quasi tutti i paesi europei bloccarono per precauzione l'uso di AstraZeneca. Il vaccino venne subito sospeso anche in altri paesi del mondo, come il Venezuela. L'Inghilterra all'inizio gridò allo scandalo pensando che si trattasse di una vendetta per la Brexit. Il problema però era molto reale; morivano persone. EMA riconobbe che rispetto ad alcuni casi di coagulazione di sangue il nesso causa-

6 Cfr. A. D. Sorkin, "Why There Is So Much Confusion About the AstraZeneca Vaccine", in The New Yorker, 23/03/2021, URL: https://www.newyorker.com/news/daily-comment/why-there-is-so-much-confusion-about-the-astrazeneca-vaccine; T. Machemer, "Why U.S. Approval of the AstraZeneca Covid-19 Vaccine Is Taking So Long", in Smithsonian Magazine, 29/03/2021, URL: https://www.smithsonianmag.com/smart-news/revised-astrazeneca-data-show-its-covid-19-vaccine-76-percent-effective-180977356/; M. Williams, "Why the US has not approved the AstraZeneca-Oxford Covid vaccine for use and is sending it abroad", in The Herald, 18/05/2021, URL: https://www.heraldscotland.com/news/19310127.us-not-approved-astrazeneca-oxford-covid-vaccine-use-sending-abroad/.

le col vaccino era possibile e andava approfondito.[7] Il Paul Ehrlich Institute – l'agenzia federale tedesca competente per i vaccini – affermò che i casi di trombosi segnalati superavano le aspettative statistiche.[8]

8.1 La reazione virtuosa del Regno Unito

L'Inghilterra, a questo punto ha una reazione virtuosa e abbastanza veloce e commissiona uno studio specifico a un centro ricerche della Cambridge University, il *Winton Center for Disease evidence communication*. I risultato vengono resi pubblici il 7 aprile con un documento che presenta tre grafici sugli effetti positivi e negativi del vaccino in base ai livelli alto, basso e medio di rischio.[9] Sulla base di questo studio le autorità inglesi sconsigliano il vaccino a chi ha meno di 30 anni. L'agenzia del farmaco inglese non prende una posizione netta sotto il profilo scientifico ma il vaccino, al livello precauzionale, viene comunque sconsigliato.

La cosa va su tutti i telegiornali, non è una questione che rimane nel circolo di pochi tecnici addetti ai lavori. Non viene

7 Cfr., EMA, "COVID-19 Vaccine AstraZeneca", News March 18, 2021, URL: https://www.ema.europa.eu/en/news/covid-19-vaccine-astrazeneca-benefits-still-outweigh-risks-despite-possible-link-rare-blood-clots: «Un nesso causale con il vaccino non è dimostrato, ma è possibile e merita un'ulteriore analisi».

8 Cfr., EMA, "Pharmacovigilance Risk Assessment Committee (PRAC)", April 8, 2021, URL: https://www.ema.europa.eu/en/documents/prac-recommendation/signal-assessment-report-embolic-thrombotic-events-smq-covid-19-vaccine-chadox1-s-recombinant_en.pdf.

9 Cfr., Winton Centre for Risk and Evidence Communication, "News - Communicating the potential benefits and harms of the Astra-Zeneca COVID-19 vaccine", April 7, 2021, URL: https://wintoncentre.maths.cam.ac.uk/news/communicating-potential-benefits-and-harms-astra-zeneca-covid-19-vaccine/.

tenuta nascosta o in sordina. Se guardate i telegiornali inglesi di quel periodo vedrete che l'inversione del rapporto rischi-benefici per le popolazioni più giovani è la questione all'ordine del giorno.

Al principio si pensava che questo vaccino fosse più adatto ai giovani, in realtà si vede adesso che è più adatto agli anziani. I benefici crescono con il crescere dell'età e decrescono, fino a invertire il rapporto coi rischi, con il decrescere dell'età al punto che, sotto i 30 anni, forse anche sotto i 40, il rapporto rischi-benefici si capovolge completamente.

Il 7 aprile, in Inghilterra, cambia completamente lo scenario. L'Inghilterra, in un processo ideale, sarebbe molto attendibile in termini di credibilità del testimone perché sceglie di andare contro i suoi interessi nazionali. Sconsigliare il vaccino AstraZeneca, per l'Inghilterra, non è come sconsigliarlo da parte di Italia, Germania o Francia. L'Inghilterra compie una scelta più difficile e meritoria, che in qualche modo va contro se stessa. È come una mamma che, per la gravità dei fatti, decide di testimoniare contro il figlio. Se una mamma testimonia a favore del figlio la testimonianza non vale nulla in un processo, ma se testimonia contro vale molto di più perché fare ciò è quasi contro natura. Parimenti, per l'agenzia del farmaco inglese e per il governo inglese è quasi contro natura esprimere un giudizio così pesante sul proprio vaccino, ma lo fanno lo stesso, dimostrando eticità e trasparenza. Il popolo in Inghilterra sa che sotto i 30 anni, almeno, c'è un rischio morte che supera i benefici potenziali del vaccino.

8.2 La reazione viziosa di EMA

Come reagisce EMA? Il 23 aprile EMA fa tre cose (almeno qui le riassumo così): indice una conferenza stampa,[10] pubblica un annesso tecnico sul vaccino AstraZeneca,[11] e fa un comunicato stampa dettagliato che riprende i dati riportati in conferenza stampa ma indicando anche (cosa importantissima per lo studioso) una bibliografia di riferimento.[12]

In questa conferenza stampa relazionano Peter Harlett, *Head of Analytics* di EMA – cioè l'esperto di numeri, di calcoli, di statistica, di epidemiologia (che sembra un termine difficile ma indica soltanto la matematica applicata allo studio della popolazione) – e Noel Wathion, Vicedirettore esecutivo di EMA, adesso in pensione. Harlett dice che non è lì per dare numeri, per entrare troppo nel dettaglio, e che EMA ha valutato che i benefici del vaccino AstraZeneca superano i danni o potenziali effetti negativi per tutte le fasce di età senza distinzione. Questa, naturalmente, è anche l'opinione o indicazione inclusa nel comunicato stampa. Secondo Harlett, questa valutazione emerge da nove tabelle in cui EMA ha sintetizzato i rischi e i benefici del vaccino rispetto a tutti gli scenari possibili. Ai fini della valutazione rischi benefici, sottolinea infatti Har-

10 Cfr., EMA, "Press briefing to update on analysis of data on Vaxzevria, the COVID-19 vaccine from AstraZeneca", April 23, 2021, URL: https://www.ema.europa.eu/en/events/ema-press-briefing-update-analysis-data-vaxzevria-covid-19-vaccine-astrazeneca.

11 Cfr., EMA, "Annex to Vaxzevria Art.5.3 - Visual risk contextualisation", April 23, 2021, URL: https://www.ema.europa.eu/en/documents/chmp-annex/annex-vaxzevria-art53-visual-risk-contextualisation_en.pdf.

12 Cfr., EMA News, "AstraZeneca's COVID-19 vaccine: benefits and risks in context", April 23, 2021, URL: https://www.ema.europa.eu/en/news/astrazenecas-covid-19-vaccine-benefits-risks-context.

lett, non bisogna fare l'errore di considerare solo il singolo beneficio o il singolo danno, bisogna guardare ai dati complessivi rispetto a tutti gli scenari.

Conoscendo quello che era successo in Inghilterra, una giornalista di Bloomberg esprime il dubbio che il vaccino vada sconsigliato ai più giovani e che le tabelle citate da Harlett non contengono un rapporto rischi benefici positivo per chi ha meno di 30 anni. La risposta di Harlett è, appunto, che ciò è vero solo se si guarda al singolo beneficio. Tuttavia, se si guarda a tutti gli scenari possibili e a tutti i dati, soprattutto al fatto che in Europa ci sono stati che hanno un fattore alto di rischio, si vede che i benefici complessivi superano sempre i potenziali danni per tutte le categorie senza distinzione di età.

A questo punto, una persona con un minimo di curiosità epistemologica non può che andare a controllare questi nove scenari citati da Harlett. Non è difficile. Basta prendere l'annesso tecnico (il terzo evento di quel giorno), che però non viene citato né nel comunicato stampa né nella conferenza stampa. Si citano però quelle nove tabelle o scenari, che sono chiaramente il fondamento della valutazione rischi benefici operata da EMA e promulgata da Harlett.

Quando notiamo cose che esistono e non esistono dobbiamo sempre divenire molto curiosi, dobbiamo capire se è un caso di negligenza o di sotterfugio. Nell'annesso tecnico si ringrazia esplicitamente il *Winton Center* di Cambridge dicendo che le nove tabelle riprendono quelle del *Winton Center* del 7 aprile sulla cui base il vaccino era stato sconsigliato ai giovani.

Che cosa si fa in questo annesso tecnico di diverso? Com'è che dalle tre tabelle del *Winton Center* si passa alle nove di EMA? C'è stato qualche studio aggiornato sui dati? Ci sono dati nuovi? No, si fa soltanto un'operazione di disaggregazione. Il *Winton Center* identificava tre tabelle o scenari per rischio alto, medio e basso ma senza distinguere all'interno di ognuna tra ospedalizzazioni, terapie intensive e morte. Le tabelle che EMA riprende e disaggrega distinguono tre slide per rischio forte, tre per rischio medio e tre per rischio debole in funzione dei tre eventi morte, ospedalizzazione e terapie intensive. Ecco spiegato come diventano nove.

Quindi quel che Harlett vuole dirci è che se guardiamo i dati disaggregati rispetto agli scenari complessivi vedremo che i benefici superano sempre i rischi. Il *Winton Center* evidentemente non aveva riflettuto abbastanza da comprendere accuratamente gli scenari.

Tuttavia, Harlett aggiunge un dettaglio peculiare in conferenza stampa, che bisogna anche guardare alla condizione di alto rischio di molti stati europei. Questa condizione di alcuni stati, però, è solo uno degli scenari. Il logico qui nota un possibile cortocircuito o espediente. La logica di Harlett era infatti che non bisognava guardare al singolo scenario, ma adesso aggiunge che bisogna guardare gli scenari dalla prospettiva di quello peggiore che, per ipotesi, caratterizza molti stati europei. Insomma, il criterio è di non guardare ai singoli scenari che non convengono alle conclusioni di Harlett ma solo ai singoli scenari che, per ipotesi, le favoriscono. Alla prova dell'*analisi logica*, Harlett ci dice che il suo giudizio riguarda uno soltanto uno degli scenari, quello ad alto rischio, e in ciò contraddice la sua premessa e la sua risposta alla giornalista di Bloomberg.

Abbiamo già qui due elementi che invitano alla curiosità epistemologica: uno è la tendenza a fare scomparire alla vista l'annesso tecnico e l'altro è la tendenza a generare confusione tra i punti di osservazione dei dati rilevanti. Non ci rimane che osservare noi stessi quei singoli scenari.

8.3 I nove scenari rivelatori

EMA cerca di fare intendere al pubblico che ci sono dati molto complicati da valutare. In realtà, le tabelle sono facilissime ed è più facile osservarle che commentarle. Sotto ogni tabella, per semplicità, ho evidenziato i parametri di riferimento per le persone sotto i 30 anni. Tutti i dati degli scenari vanno letti su una base di 100.000 persone dopo la prima dose.

a. Rischio contagio alto

I. Ospedalizzazioni

Age	Cases of COVID-19 Hospitalisations prevented	Cases of blood clots with low platelets
20-29	64	1.9
30-39	81	1.8
40-49	122	2.1
50-59	208	1.1
60-69	324	1
70-79	547	0.5
80+	1239	0.4

- Benefici potenziali sotto i 30 anni: 64 ospedalizzazioni prevenute
- Danni potenziali sotto i 30 anni: 1,9 casi di coaguli di sangue con piastrine basse

II. Terapie intensive

Age	Cases of COVID-19 ICU admissions prevented	Cases of blood clots with low platelets
20-29	6	1.9
30-39	8	1.8
40-49	15	2.1
50-59	28	1.1
60-69	50	1
70-79	78	0.5
80+	110	0.4

- Benefici potenziali sotto i 30 anni: 6 terapie intensive prevenute
- Danni potenziali sotto i 30 anni: 1,9 casi di coaguli di sangue con piastrine basse

III. Morti

Age	Cases of COVID-19 deaths prevented	Cases of blood clots with low platelets
20-29	0	1.9
30-39	3	1.8
40-49	10	2.1
50-59	14	1.1
60-69	45	1
70-79	172	0.5
80+	733	0.4

- Benefici potenziali sotto i 30 anni: 0 morti prevenute
- Danni potenziali sotto i 30 anni: 1,9 casi di coaguli di sangue con piastrine basse

b. Rischio contagio <u>medio</u>

I. Ospedalizzazioni

Age	Cases of COVID-19 Hospitalisations prevented	Cases of blood clots with low platelets
20-29	37	1.9
30-39	54	1.8
40-49	81	2.1
50-59	114	1.1
60-69	183	1
70-79	278	0.5
80+	332	0.4

- Benefici potenziali sotto i 30 anni: 37 ospedalizzazioni prevenute
- Danni potenziali sotto i 30 anni: 1,9 casi di coaguli di sangue con piastrine basse

II. Terapie intensive

Age	Cases of COVID-19 ICU admissions prevented	Cases of blood clots with low platelets
20-29	3	1.9
30-39	5	1.8
40-49	10	2.1
50-59	15	1.1
60-69	28	1
70-79	39	0.5
80+	29	0.4

- Benefici potenziali sotto i 30 anni: 3 terapie intensive prevenute
- Danni potenziali sotto i 30 anni: 1,9 casi di coaguli di sangue con piastrine basse

III. Morte

Age	Cases of COVID-19 deaths prevented	Cases of blood clots with low platelets
20-29	0	1.9
30-39	2	1.8
40-49	7	2.1
50-59	8	1.1
60-69	25	1
70-79	87	0.5
80+	197	0.4

- Benefici potenziali sotto i 30 anni: 0 morti prevenute
- Danni potenziali sotto i 30 anni: 1,9 casi di coaguli di sangue con piastrine basse

c. Rischio contagio basso

I. Ospedalizzazioni

Age	Cases of COVID-19 Hospitalisations prevented	Cases of blood clots with low platelets
20-29	4	1.9
30-39	5	1.8
40-49	6	2.1
50-59	10	1.1
60-69	19	1
70-79	45	0.5
80+	151	0.4

- Benefici potenziali sotto i 30 anni: 4 ospedalizzazioni prevenute
- Danni potenziali sotto i 30 anni: 1,9 casi di coaguli di sangue con piastrine basse

II. Terapie intensive

Age	Cases of COVID-19 ICU admissions prevented	Cases of blood clots with low platelets
20-29	0	1.9
30-39	0	1.8
40-49	1	2.1
50-59	1	1.1
60-69	3	1
70-79	6	0.5
80+	13	0.4

- Benefici potenziali sotto i 30 anni: 0 terapie intensive prevenute
- Danni potenziali sotto i 30 anni: 1,9 casi di coaguli di sangue con piastrine basse

III. Morte

Age	Cases of COVID-19 deaths prevented	Cases of blood clots with low platelets
20-29	0	1.9
30-39	0	1.8
40-49	1	2.1
50-59	1	1.1
60-69	3	1
70-79	14	0.5
80+	90	0.4

- Benefici potenziali sotto i 30 anni: 0 morti prevenute
- Danni potenziali sotto i 30 anni: 1,9 casi di coaguli di sangue con piastrine basse

Immaginiamo di avere meno di 30 anni e che Peter Harlett, *Head of analystics* di EMA, debba darci informazioni corrette sul vaccino ai fini del nostro consenso informato. Harlett dovrà dirci esattamente che cosa sa, sotto il profilo scientifico, del vaccino AstraZeneca rispetto ai nostri rischi e benefici. Come esprimerà la sua valutazione sulla base di quelle tabelle? Potrà sul serio dirci che è bene vaccinarci perché i benefici superano sempre i rischi? Guardando le tabelle, solo un folle potrebbe dire una cosa del genere.

Un soggetto dai 30 anni in giù che venga posto di fronte a questi dati scientifici ai fini del proprio consenso informato noterà subito che non vi è alcuno scenario in cui il vaccino abbia benefici nel prevenire le morti da COVID-19. Noterà che a tutti i tre eventi morte, terapia intensiva e ospedalizzazioni, viene contrapposto un rischio generico di circa due casi di coaguli di sangue con piastrine basse, il che significa che si tratta di un rischio aggregato che può implicare la morte (come peraltro già emergeva dai dati del Paul Ehrlich Institute) Rispetto alla morte, dunque, la somministrazione del vaccino genera solo un rischio senza apportare alcun beneficio.

Rispetto alle terapie intensive, il beneficio è praticamente nullo negli scenari a medio e basso rischio e minimo nello scenario ad alto rischio, in cui si risparmiano 6 terapie intensive ogni centomila somministrazioni: una percentuale decisamente ininfluente. Le ospedalizzazioni sono l'unico caso che presenta una (seppure statisticamente poco significativa) differenza negli scenari ad alto e medio rischio rispetto al rischio basso. Chi non prende il vaccino rischia di essere una delle 64 (rischio alto) o 37 (rischio basso) persone che, ogni centomila dosi, finiranno per farsi una gita in ospedale.

È del tutto evidente che se io (per qualsiasi motivo) mi ri trovassi in uno scenario a basso rischio non avrei in assoluto alcun beneficio dal vaccino ma correrei un rischio (seppure minimo) di morte. Nessuna persona sana di mente sceglierebbe di vaccinarsi a queste condizioni.

Se io fossi in uno scenario a rischio medio dovrei chiedermi se 37 potenziali ospedalizzazioni sono preferibili a due morti: una valutazione che naturalmente *non ha natura statistica*. Anche qui, non credo che nessuna persona sana di mente sceglierebbe di assumere un vaccino che potrebbe causare la morte solo per evitare un rischio minimo di finire per qualche giorno in ospedale.

Perfino nello scenario ad alto rischio, tuttavia, e con buona pace di Harlett, nessuna persona sana di mente sceglierebbe il vaccino. Anche in questo scenario, infatti, il rischio di finire in ospedale non è *qualitativamente* equiparabile al rischio morte. L'errore logico di Harlett (di cui è difficile presumere la buona fede) è che il dato numerico sia in sé equiparabile a qualsiasi altro dato numerico indipendentemente da ciò che si sta *contando*, come dire che se vedo "37" da una parte e "2" dall'altra, allora la valutazione corretta è di preferire il numero 37. Due morti, però, sono una cosa completamente diversa da 37 ospedalizzazioni, e sfido chiunque a preferire di correre un rischio di morte, seppure statisticamente basso, solamente per non correre un rischio statisticamente più alto di finire in ospedale.

Sotto il profilo puramente numerico ha certamente ragione Harlett. Cinque scenari su nove danno "numeri" di benefici superiori ai potenziali danni. E anche considerando i numeri complessivi (aggregando tutti gli scenari e mettendo benefici da una parte e danni dall'altra), quelli delle ospedalizzazioni da soli superano qualsiasi altro numero. Harlett ci dice, pertanto, che in base alla *scienza superiore di EMA* bisogna sempre preferire, ad esempio, 100 patate ad una vacanza alle Maldive, o cinquanta chiodi ad una bistecca.

Questa è la scienza farlocca che ha portato ad esempio l'Italia, mesi successivi a quando in Inghilterra si era già sconsigliato l'uso del vaccino per la fascia sotto i 30, a fare gli open day su AstraZeneca dai 18 anni in su. Questa è la scienza farlocca responsabile di morti che si potevano evitare.

8.4 Etica, antropologia e statistica

Se volessimo cercare la disciplina in grado di confrontare il bene vita/morte con il bene di non finire in ospedale dovremmo spostare l'attenzione dalla statistica o epidemiologia all'etica e all'antropologia, e magari anche alla teologia. Di certo, quando EMA, sulla base di quei dati numerici, ha sostenuto di avere valutato "scientificamente" che il rapporto rischi benefici era sempre positivo in favore del vaccino AstraZeneca ha mentito oppure ha dimostrato di essere totalmente ignorante e incompetente rispetto all'epistemologia delle valutazioni rischi benefici afferenti a beni umani qualitativamente diversi l'uno dall'altro, beni che si muovono su piani in sé incommensurabili. Con dolo o colpa grave, EMA ha preso in giro o imbrogliato i cittadini europei e su ciò bisognerebbe aprire un'inchiesta.

C'è un ultimo dato eclatante che fa orientare l'interprete verso l'ipotesi della malafede più che verso quella della totale incompetenza scientifica. Mi riferisco ai due studi citati nel comunicato stampa. Si trattava, infatti, di uno studio riguardante soggetti rispettivamente dai 70 anni in su e dagli 80 anni in su (Bernal et al., 2021), e di uno studio, del 19 febbraio (e quindi relativo ad un periodo precedente l'emergenza di marzo e successivo di pochi giorni all'inizio dell'uso del vaccino in Europa), relativo alla riduzione delle ospedalizzazioni in Scozia (Vasileiou at al., 2021).[13]

Ripeto, la collaborazione con il *Winton Centre for Risk and Evidence Communication* e il suo studio del 7 aprile non apparvero né in conferenza stampa né nel comunicato stampa. Li conoscono solo coloro che si sono presi la briga di cercare l'annesso tecnico di EMA per verificarne le fonti.

Questi fatti, cioè, che il *Winton Centre for Risk and Evidence Communication* è di fatto scomparso dai riflettori delle comunicazioni di EMA, e che i riferimenti bibliografici del comunicato stampa non hanno nulla a che vedere con l'emergenza tecnica di marzo, sono indizi gravi, precisi e concordati (come si dice in gergo) relativamente al fatto che EMA intendesse prendere, per qualche ragione non scientifica, deci-

13 Si ricordi che mentre in Inghilterra l'uso del vaccino era iniziato il 4 gennaio, nel resto d'Europa era iniziato solo a febbraio, dopo l'autorizzazione di EMA di fine gennaio. Questo studio, quindi, non può ragionevolmente essere di aiuto ad alcuna valutazione europea seria ed affidabile riguardante il vaccino in questione. Il solo fatto di citarlo rispetto ad un aggiornamento europeo di fine aprile sulla valutazione complessiva rischi benefici appare negligente e in mala fede.

sioni non in linea con i dati del *Winton Centre*. Se questo è vero, EMA ha mentito intenzionalmente al pubblico europeo ed è la prima e diretta responsabile di chi, nelle fasce più giovani, abbia subito gravi conseguenze negative o addirittura la morte come conseguenza dell'uso del vaccino dopo marzo 2021.

Per motivi che vanno oltre i limiti di questo contributo, questo tipo di errori epistemologici o di violazioni (di fatto o di diritto) del consenso informato caratterizzano in maniera ancora più grave il caso attuale delle vaccinazioni pediatriche, che si sono introdotte e si stanno promuovendo senza il supporto di alcun dato scientifico degno di questo nome.

I casi che abbiamo appena rivisitato, seppur brevemente, evidenziano a contrario quale deve essere il metodo epistemologico ed etico corretto con cui rapportarsi alle questioni dei vaccini anti COVID-19 e della pandemia. La speranza è che si possa presto tornare ad un clima di discussione pubblica serena e razionale su queste questioni in modo da evitare rischi e danni inutili e favorendo realmente il bene dei singoli e dell'intera popolazione.

Bibliografia

Bernal, J. L., Andrews, N., Gower, C., Stowe, J., Robertson, C., Tessier, E., Simmons, R., Cottrell, S., Roberts, R., O'Doherty, M., Brown, K., Cameron, C., Stockton, D., McMenamin, J., Ramsay, M. (2021). Early Effectiveness of COVID-19 Vaccination with BNT162b2 mRNA Vaccine and ChAdOx1 Adenovirus Vector Vaccine on Symptomatic Disease, Hospitalisations and Mortality in Older Adults in England. medRxiv, March 3, 2021,
21252652. doi: https://doi.org/10.1101/2021.03.01.21252652.

British Medical Journal - BMJ (2021). Covid-19: FDA set to grant full approval to Pfizer vaccine without public discussion of data. 20/08/2021.
https://www.bmj.com/content/374/bmj.n2086?fbclid=IwAR3VGq5roC6ZVs-H7rgaInYA4DNoDgq-SmwJAVMhM6znSVP0zdJ8W__VzcU.

Compton, K., Miller, E. (2022). Big Pharma and Medical Device Manufacturers. *Drugwatch.* Last Modified: March 10, 2022. https://www.drugwatch.com/manufacturers/.

Di Blasi, F. (2022). *Vaccino come atto di amore? Epistemologia della scelta etica in tempi di pandemia* (Phronesis Editore: Palermo 2022).

Di Blasi, F. (2021). *La morte del Phronimos. Fede e verità sui vaccini anti COVID* (Phronesis Editore: Palermo 2021).

Di Blasi, F., Isidoro, C., Osimani, B., Teodori, L. (eds.). *Le vaccinazioni COVID-19: evidenza scientifica e risvolti etico-giuridici* (Phronesis Editore: Palermo 2022).

Doshi, P. (2021). *Does the FDA think these data justify the first full approval of a covid-19 vaccine?. BMJ,* 23/08/2021. URL: https://blogs.bmj.com/bmj/2021/08/23/does-the-fda-think-these-data-justify-the-first-full-approval-of-a-covid-19-vaccine/?fbclid=IwAR37TctCimlAauC912I-EUZVAMdudgaP0VKmGKmmu876JaB0xoMEMCfsxxA.

Krause, P. R. , Fleming, T. R., Peto, R., Longini, I. M., Figueroa, J. P., Sterne, J. A. C., Cravioto, A., Rees, H., Higgins, J. P. T., Boutron, I., Pan, H., Gruber, M. F., Arora, N., Kazi, F., Gaspar, R., Swaminathan, S., Ryan, M. J., Henao-Restrepo, A.-M. (2021). Considerations in boosting COVID-19 vaccine immune responses. *The Lancet* September 13, 2021.

https://www.thelancet.com/journals/lancet/article/PIIS0140-6736(21)02046-8/fulltext.

Madhi, S.A., Baillie, V., Cutland, C. L., Voysey, M., Koen, A. L., Fairlie, L., Paeds., F.C., Padayachee, S.D., Dheda, K., Barnabas, S.L., Bhorat, Q.E., Briner, C., Kwatra, G., et al. for the he NGS-SA Group, and the Wits-VIDA COVID Group (2021). Efficacy of the ChAdOx1 nCoV-19 Covid-19 Vaccine against the B.1.351 Variant. The New England Journal of Medicine. March 16, 2021, https://www.nejm.org/doi/full/10.1056/NEJMoa2102214?query=featured_home.

Nesi, T. (2008). *Poison Pills: The Untold Story of the Vioxx Drug Scandal* (Thomas Dunne Books: New York 2008).

Vasileiou, E., Simpson, C. R., Robertson, C., et al. (2021). Effectiveness of First Dose of COVID-19 Vaccines Against Hospital Admissions in Scotland: National Prospective Cohort Study of 5.4 Million People. Preprints with *The Lancet*, Posted: February 19, 2021. Available at SSRN: https://ssrn.com/abstract=3789264 or http://dx.doi.org/10.2139/ssrn.3789264.

Capitolo 3

Obbligo vaccinale: presupposti scientifici e requisiti di costituzionalità dell'articolo 32

Paolo Bellavite

1. Introduzione

Questo contributo mette in evidenza gli aspetti medici e scientifici connessi al rispetto della Costituzione in materia di obbligo vaccinale. Una prima versione di questo scritto venne depositata come memoria tecnica alla Commissione affari costituzionali del Senato italiano in relazione all'esame del disegno di legge n. 2463 (DL 172/2021 - obblighi vaccinali e rafforzamento certificazioni verdi Covid-19). Al convegno di Roma, "Pandemia: Invito al confronto", venne presentata una versione aggiornata e maggiormente illustrativa. La presente versione è stata ulteriormente modificata in vista della pubblicazione negli atti del convegno.

L'articolo 32 della Costituzione è un'interfaccia tra medicina e diritto perché tratta di entrambi gli ambiti. Infatti, le leggi in ambito sanitario devono rispondere al requisito della scientificità secondo il quale una legge deve essere costruita su dati scientifici accreditati, cioè provenienti dalle istituzioni sanitarie accreditate, i quali devono essere verificati dal legislatore. È un prerequisito che, ancor prima di quelli indicati dalla Corte costituzionale in materia di obblighi vaccinali, deve sussistere affinché una legge di carattere sanitario possa essere ritenuta anche costituzionale.

L'art. 32 recita così:

> «La Repubblica tutela la salute come fondamentale diritto dell'individuo e interesse della collettività, e garantisce cure gratuite agli indigenti.
>
> Nessuno può essere obbligato a un determinato trattamento sanitario se non per disposizione di legge.
>
> La legge non può in nessun caso violare i limiti imposti dal rispetto della persona umana.»

Questa magistrale enunciazione bilancia diritti e doveri dell'individuo come persona e della collettività. Nella sua necessaria sinteticità, ha richiesto varie interpretazioni in relazione a vari argomenti e contingenze socio sanitarie.

Trattando di vaccinazioni, che sono misure di prevenzione che interessano sia i singoli che la collettività, si fa spesso confusione tra "utilità" e "necessità" dei vaccini. L'eventuale beneficio del trattamento vaccinale per i singoli e particolarmente per le persone fragili (un innegabile "diritto" dell'individuo e garanzia di cura gratuita degli indigenti) va nettamente distinto dall'obbligo di trattamento sanitario (o dal ricatto o discriminazione delle persone col passaporto vaccinale, che sono forme surrettizie di obbligo), i cui requisiti e limiti sono rispettivamente l'interesse della collettività e il rispetto della persona umana.

Venendo a decisioni legislative recenti, l'argomento "obbligo vaccinale" va visto anche in riferimento al cosiddetto "super green pass", che può però essere considerato una forma surrettizia di obbligo, basata sulla prospettiva di discriminazione sociale o lavorativa per i non adempienti. Il "super green pass" è, di fatto, un obbligo vaccinale senza assunzione di responsabilità da parte dello Stato. Anche la Legge 119/2017 ha previsto un obbligo vaccinale sotto forma di esclusione sociale (infatti la "pena" è l'esclusione dalla scuola materna o una sanzione) e anche in base a quella legge l'obbligo può essere assolto con immunizzazione naturale, che è esattamente la formula del "super green pass". L'operazione di rivedere il green pass, togliendo la possibilità di fare i tamponi e lasciando i "privilegi" solo ai vaccinati, quindi, è stato un modo surrettizio di fare passare un obbligo vaccinale senza però che ne conseguisse da parte dello Stato il riconoscimento automatico dei danni da vaccinazione che è, tra l'altro, uno dei requisiti per la legittimità degli obblighi vaccinali.

La relazione accompagnatoria al disegno di legge n. 2463 (DL 172/2021) sostiene che nel nostro ordinamento gli obblighi vaccinali sono legittimi e che tale quindi è anche l'obbligo per la vaccinazione anti COVID-19.[1] Nella relazione non è indicato alcun dato concreto a sostegno della legittimità dell'obbligo per la vaccinazione anti COVID-19 e non viene fatta un'analisi sostanziale della sussistenza effettiva, vivente, dei requisiti indicati dalla Corte costituzionale affinché QUESTO trattamento sanitario obbligatorio possa dirsi legittimo in quanto *interesse della collettività*. Requisiti che invece andrebbero valutati in relazione a ciascun prodotto farmaceutico utilizzato per la vaccinazione.

---

1 Cfr., Ministero della Giustizia, "XVIII LEG – ddl - Conversione in legge del decreto-legge 1° aprile 2021, n. 44 - Misure urgenti per il contenimento dell'epidemia da COVID-19, in materia di vaccinazioni anti SARS-CoV-2, di giustizia e di concorsi pubblici - Relazione illustrativa", URL: https://www.giustizia.it/giustizia/it/mg_1_2_1.page?facetNode_1=1_8%282021%29&contentId=SAN328355&previsiousPage=mg_1_2#rel

La legittimità costituzionale di un eventuale obbligo sussiste, infatti,

> «se il trattamento è diretto non solo a migliorare o a preservare lo stato di salute di chi vi è assoggettato, ma anche a preservare lo stato di salute degli altri» (Corte Costituzionale, sentenze n. 258/1994 e 307/1990).

Ebbene, in questo caso l'obbligo vaccinale in ambito medico è risalente all'aprile 2021, quando si avevano a disposizioni solo i primi dati di efficacia e sicurezza provenienti dalle case produttrici riferiti a nuovi vaccini mai prima utilizzati. Se per quel periodo emergenziale e di sperimentazione si poteva forse concepire una massima "prudenza" nel senso di cercare in tutti i modi di impedire i contagi, persino con mezzi la cui efficacia non era certo provata ma solo immaginata, si è ben presto compreso che i vaccini anti-COVID-19 non impediscono la trasmissione del virus. A quel punto, i mezzi coercitivi (o "ricattatori") per aumentare le coperture vaccinali in determinate categorie di cittadini avrebbero dovuto essere rapidamente rivisti, alla luce delle evidenze scientifiche.

È chiaro che il legislatore deve essere più attento nel verificare la correttezza tecnico-scientifica delle norme, per non scoprire sul campo, come si è poi verificato, che i vaccini avevano, ad esempio, una copertura temporale minore del previsto o che si manifestavano nuovi effetti avversi non rilevati dagli studi di registrazione (trombosi e miocarditi).

Un aspetto fondamentale dell'articolo 32 Cost. è quello secondo cui "in ogni caso" la legge non può superare i limiti del rispetto della persona umana, concetto ripreso da varie sentenze della Corte. La legittimità costituzionale di un eventuale obbligo, sotto questo profilo, sussiste

> «se si prevede che esso non incida negativamente sullo stato di salute di colui che è obbligato, salvo che per quelle sole conseguenze che appaiano normali e, pertanto,

tollerabili» (Corte costituzionale, sentenze n. 258/1994 e 307/1990).

La legge non può in nessun caso violare i limiti imposti dal rispetto della persona umana:

> «Il rilievo costituzionale della salute come interesse della collettività non postula il sacrificio della salute di ciascuno per la tutela della salute degli altri» (Corte costituzionale, sentenza n. 107/2012).

In estrema sintesi, gli aspetti medico-scientifici da considerare sono essenzialmente due: 1) se l'introduzione dell'obbligo vaccinale sia in grado di tutelare la salute della collettività; 2) se si prevede che il trattamento obbligatorio non incida negativamente sullo stato di salute di colui che è obbligato, salvo che per quelle sole conseguenze che appaiano normali e, pertanto, tollerabili.

2. L'introduzione dell'obbligo vaccinale è una misura in grado di tutelare la salute della collettività?

L'articolo 32 bilancia esplicitamente diritti e doveri del singolo e della collettività. Nella relazione al disegno di legge n. 2463 (DL 172/2021) si interpreta il dettato costituzionale dell'art 32 nel senso di privilegiare la salute collettiva rispetto alla tutela della salute del singolo: «*Del resto, lo stesso dato letterale dell'articolo 32 della Costituzione, collegando il primo e il secondo comma, sottintende che i trattamenti sanitari obbligatori di cui al secondo comma debbono essere funzionalizzati alla tutela della salute" (da intendersi quale diritto del l'individuo alla propria salute) e "come " interesse della colletti-*

vità (vale a dire interesse della collettività alla salute collettiva)».[2]

Questo è un punto essenziale, proprio in relazione alla costituzionalità dell'obbligo vaccinale, menzionato anche dalla recente ordinanza del Consiglio di Giustizia Amministrativa per la Regione Siciliana laddove ricorda che «*In particolare, la Corte ha precisato che – ferma la necessità che l'obbligo vaccinale sia imposto con legge - la legge impositiva di un trattamento sanitario non è incompatibile con l'art. 32 Cost. alle seguenti condizioni: - se il trattamento è diretto non solo a migliorare o a preservare lo stato di salute di chi vi è assoggettato, ma anche a preservare lo stato di salute degli altri*».[3]

Questo aspetto della vaccinologia è fondamentale e deve essere capito, a scanso di facili equivoci. Dal punto di vista tecnico, vale a dire secondo i criteri dell'immunologia e dell'epidemiologia, un intervento vaccinale sistematico diventerebbe anche interesse *della collettività se la sua efficacia si esprimesse come blocco della diffusione del virus stesso*. In altre parole, perché si possa parlare di protezione della collettività, NON basta che i vaccini siano efficaci e proteggano il singolo vaccinato, ma le vaccinazioni devono essere capaci di creare una "immunità di gruppo", cioè interrompere i contagi e proteggere anche chi non si vaccina.

2.1 Immunità di gregge

L'immunità di gruppo (altrimenti detta "di gregge") non indica genericamente la protezione del mio vicino se io sono vaccinato, né è proporzionale al numero dei vaccinati. Il fenomeno della immunità di gruppo si realizza quando la percentuale degli immunizzati (per via naturale o artificiale) supera una certa

2 Ibid.

3 N. 00351/2022 REG.PROV.COLL.

SOGLIA (diversa da malattia a malattia perché dipende dalla contagiosità del microbo e dalle altre eventuali misure di profilassi).

Superata tale soglia, gli immunizzati formano una "barriera" tale per cui le probabilità che un eventuale caso di persona infetta trasmetta l'infezione ad altri sono inferiori a quelle del contagio. Allora la circolazione dell'agente infettivo si arresta e da questo fenomeno traggono beneficio anche coloro che non possono vaccinarsi. La protezione di un/a vaccinato/a, infatti, è data dal vaccino e non dalla vaccinazione di un altro soggetto che venga con lui/lei a contatto.

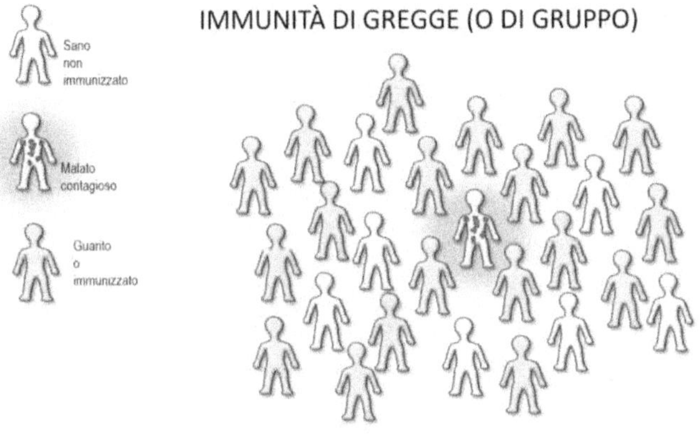

Il tema dell'effetto gregge è menzionato anche nella Sentenza 5/2018 Corte Costituzionale (punto 7.2.2) «*Deve essere riservato allo Stato – ai sensi dell'art. 117, terzo comma, Cost. – il compito di qualificare come obbligatorio un determinato trattamento sanitario, sulla base dei dati e delle conoscenze medico-scientifiche disponibili. Nella specie, poi, la profilassi per la prevenzione della diffusione delle malattie infettive richiede necessariamente l'adozione di misure omogenee su tutto il territorio nazionale. Secondo i documenti delle istituzioni sanitarie nazionali e internazionali, l'obiettivo da perseguire in questi am-*

biti è la cosiddetta "immunità di gregge", la quale richiede una copertura vaccinale a tappeto in una determinata comunità, al fine di eliminare la malattia e di proteggere coloro che, per specifiche condizioni di salute, non possono sottoporsi al trattamento preventivo.»

Ora è chiaro che, affinché scatti l'immunità di gruppo, è necessaria SIA un'alta percentuale di immunizzati (intendendo per tali coloro che non si ammalano o si ammalano in forma leggera), SIA che gli immunizzati non trasmettano l'infezione come portatori sani o paucisintomatici. Viceversa, se le persone immunizzate, per quanto personalmente protette dalle forme più gravi di malattia, possono trasmettere l'agente infettivo, l'immunità di gregge è vanificata.

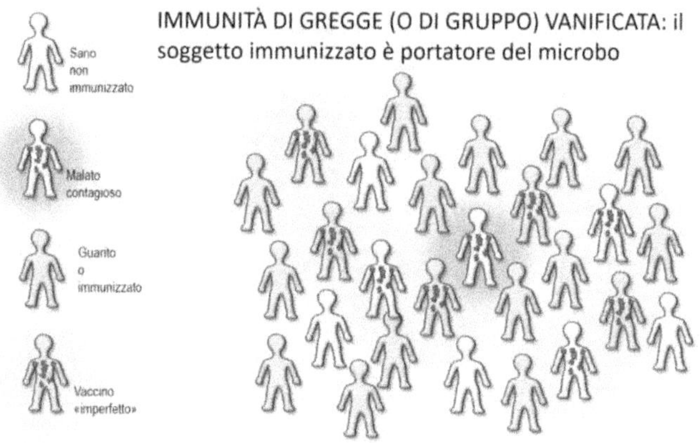

Da tempo è emerso che, *nel caso dei vaccini anti COVID-19, questo fenomeno della protezione collettiva NON PUO' REALIZZARSI.* I vaccini anti COVID-19 sono imperfetti, cioè proteggono in parte il soggetto immunizzato dalle conseguenze più gravi dell'infezione e possono anche ridurre i sintomi ma non sono in grado di per sé di fermare la diffusione del virus.

Ciò si verifica per le seguenti ragioni:

A. *Perché i virus possono installarsi nelle vie aeree e nel cavo orale* ma possono persistere, proliferando e raggiungendo cariche virali comparabili a quelle dei soggetti non vaccinati.

B. Perché l'immunità vaccinale *decade nel tempo e interessa solo una proteina* (la proteina "S" o "Spike"), che oltretutto subisce frequentemente mutazioni. Si sa già che i vaccini perdono efficacia verso le varianti ben più che rispetto alla immunizzazione naturale. Non si sa se i vaccini proteggano dalle nuove varianti ed è fortemente dubbio che sarà possibile produrne di nuovi e commercializzarli prima che la nuova variante si possa diffondere.

C. Perché l'immunità conferita dai vaccini, a differenza di quella conferita dalla malattia naturale, *non comporta produzione e assemblaggio nelle cavità nasali di immunoglobuline della classe IgA*, che sarebbero le più efficienti nel neutralizzare i virus sulle superfici mucose (Azzi et al., 2021).

D. Perché si è puntato solo sui vaccini *senza integrarli con l'immunità naturale* che nei giovani sani sarebbe da considerarsi una risorsa possibile una volta vaccinati i soggetti fragili e con altre misure di profilassi personale e di igiene delle abitazioni, che sarebbero possibili oltre alle mascherine e al lavaggio delle mani.

A questo proposito merita un commento critico la decisione del Consiglio di Stato n. 7045/2021, secondo cui «*la posizione della comunità scientifica internazionale, alla luce delle ricerche più recenti, è nel senso che la fase di eliminazione virale nasofaringea, nel gruppo dei vaccinati, è tanto breve da apparire quasi impercettibile, con sostanziale esclusione di qualsivoglia patogenicità nei vaccinati.*» Questo argomento è direttamente confutabile sul piano scientifico: la eliminazione virale nasofaringea è simile nei vaccinati e non vaccinati (Luo et al., 2021;

Singanayagam et al., 2021; Thompson et al., 2021). Tutti i dati epidemiologici provenienti dai Paesi del mondo intero, nonché i dati sperimentali e quelli di laboratorio ormai lo hanno dimostrato.

2.2 Alcuni dati epidemiologici

La campagna vaccinale nel 2021 e nei primi mesi del 2022 è proceduta con successive somministrazioni, di cui la terza introdotta dopo che le prime due dosi si erano mostrate inaspettatamente insufficienti a conferire immunità duratura. Nonostante un massiccio impiego di risorse in tutti i Paesi con sistemi sanitari moderni, sia in autunno che in inverno si sono verificati dei picchi notevoli di infezioni dovute a varianti del virus originale, soprattutto la Delta e la Omicron. Oggi è del tutto chiaro e indiscutibile che ciò è dovuto alla bassa efficacia dei vaccini nel fermare i contagi, contrariamente alle esplicite promesse delle autorità sanitarie nazionali e internazionali a partire dal CDC americano. Il Paese "simbolo" di questo drammatico fallimento è stato Israele, ma esso ha precorso lo stesso fenomeno, realizzatosi in modo generalizzato.

Secondo i dati dell'Istituto Superiore di Sanità (ISS - 24/11/2021), nell'autunno del 2021 il tasso di infezioni da SARS-CoV-2 era di circa 800 casi su 100.000 abitanti non vaccinati e 400 casi su 100.000 abitanti vaccinati. In altre parole, nel mese di riferimento *ogni due soggetti infetti non vaccinati, in Italia se ne trovava uno infetto seppure vaccinato con ciclo completo.* Con questi tassi e percentuali è impossibile pensare che si possa raggiungere l'immunità di gruppo. Anche vaccinando il 100% della popolazione si potrebbe pensare di avere una immunizzazione al massimo nel 50%. L'altro 50% continuerebbe ad essere un bacino di possibili infezioni. Dati provenienti dal Ministero della Sanità del Regno Unito, che iniziò intense campagne vaccinali con un certo anticipo, sono ancor meno favorevoli, nel senso che il tasso di infezioni da variante Delta è molto simile tra vaccinati e non vaccinati.

Nel caso della variante Omicron, i dati provenienti dal Sudafrica, da Israele e dal Nord Europa (dove si sequenziano le varianti molto più che da noi) dimostrano che i vaccini anti-COVID-19 non impediscono la diffusione del virus, o addirittura la aumentano nel caso di vaccinazioni (o richiami) eseguiti da più di 2-3 mesi.

Un recente studio di coorte pubblicato dal Lancet (Singanayagam *et al.*, 2021) ha analizzato *il rischio di trasmissione del virus SARS-CoV-2 in ambiente domestico* a seconda dello stato di vaccinazione dei casi "indice" (soggetti positivi identificati come possibile inizio di una catena di trasmissione) cui le persone erano esposte. Gli autori hanno mirato a studiare la trasmissione e la cinetica della carica virale in individui vaccinati e non vaccinati con infezione da variante delta nelle comunità famigliari o in cui le persone erano a contatto stretto per molto tempo.

Effetto del "vaccino" NULLO

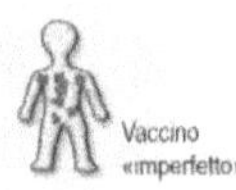

In questo lavoro, dei ricercatori danesi hanno misurato il tasso di infezioni secondarie in ambiente domestico per variante Omicron.
Hanno studiato le famiglie dove c'era stato un caso e osservato che il contagio di SARS-CoV-2 Omicron avveniva con percentuali simili tra vaccinati (32%), vaccinati+booster (25%) e non vaccinati (29%).

	Omicron			
	Primary Cases	Potential Secondary Cases	Positive Secondary Cases	SAR (%)
Total	2,225	4,718	1,474	31
Sex				
Male	1,149	2,266	665	29
Female	1,076	2,452	809	33
Immunity				
Unvaccinated	368	1,156	340	29
Fully vaccinated / previous infection	1,752	3,257	1,057	32
Booster-vaccinated	105	305	77	25

SARS-CoV-2 Omicron VOC Transmission in Danish Households
https://www.medrxiv.org/content/10.1101/2021.12.27.21268278v1

Tra il 13 settembre 2020 e il 15 settembre 2021, hanno analizzato il rischio di trasmissione per stato di vaccinazione per

231 contatti esposti a 162 casi indice di infezione da variante delta collegati epidemiologicamente. Gli esiti primari per l'analisi epidemiologica erano la valutazione del tasso di attacco secondario (SAR) nei contatti familiari stratificato per stato vaccinale di contatto e stato vaccinale dei casi indice. Seguendo queste persone nel tempo, si sono registrati 73 casi di positività alla PCR, mentre 179 sono rimasti negativi. Il SAR nei contatti familiari esposti alla variante delta era del 25% (intervallo 18-33) per gli individui completamente vaccinati rispetto al 38% (intervallo 24-53) negli individui non vaccinati. D'altra parte, *il SAR tra i contatti familiari esposti a casi indice completamente vaccinati era del 25% (intervallo 15-35) e molto simile ai contatti familiari esposti a casi indice non vaccinati che era del 23% (intervallo 15-31)***.** I vaccinati avevano una carica virale di picco simile ai casi non vaccinati e potevano trasmettere efficacemente l'infezione in ambienti domestici, compresi i contatti completamente vaccinati. In sintesi, anche se c'era un leggero vantaggio per i vaccinati (dal 38% al 25%), costoro hanno infettato i famigliari allo stesso modo dei non vaccinati.

Questo è un dato di fatto, purtroppo. Un tale insuccesso non era previsto al momento in cui i vaccini furono registrati con autorizzazione provvisoria, sull'onda di percentuali di efficacia dichiarate del 95%. Va notato che fu ben presto evidenziato (Doshi, 2020; 2021) che gli studi clinici randomizzati, eseguiti per ottenere la autorizzazione all'uso umano, non erano adeguati né per verificare una eventuale protezione dalla morte per COVID-19 (infatti si calcolavano i casi con sintomi di malattia, non i casi mortali, che erano troppo pochi per una chiara evidenza statistica), né per verificare la eventuale trasmissione asintomatica (infatti non erano nemmeno previsti dei tamponi nasofaringei ai soggetti partecipanti alla sperimentazione). Inoltre, un grosso problema fu creato dagli stessi sperimentatori, i quali dichiararono che, in base ai primi risultati di efficacia positivi nel gruppo trattato, avrebbero iniziato a vaccinare anche i soggetti del gruppo di controllo (Polack et al., 2020). Questa variante metodologica, inserita pochi mesi dopo le sperimentazioni, ha diminuito o vanificato la possibilità di valutare in modo rigoroso la durata della protezione nel tempo.

Non si sa ancora quanto possano porre rimedio a tale scarsa durata della protezione le dosi "booster", e per quanto tempo, ma l'esperienza dei vaccini antinfluenzali non lascia sperare molto per il rischio del noto fenomeno del "peccato originale antigenico" (Ranjeva et al., 2019): più si vaccina e più gli anticorpi vanno a dirigersi verso determinanti comuni anziché quelli che dovrebbero essere intercettati dal nuovo vaccino. Ancora più preoccupante è il fenomeno secondo cui i vaccini a mRNA avrebbero un impatto negativo sulle capacità immunitarie innate, come riportato dalla recente letteratura (Seneff et al., 2022). La risposta immunitaria al vaccino, diversamente da quella a un'infezione da SARS-CoV-2, induce una profonda compromissione della segnalazione dell'interferone di tipo I, che ha fondamentale importanza nella difesa antivirus. Le cellule immunitarie che hanno assorbito le nanoparticelle del vaccino rilasciano in circolazione un gran numero di esosomi contenenti proteine spike insieme a microRNA, con diverse conseguenze negative per la salute umana. Infine, i vaccini anti-COVID-19 possono indurre un certo grado di leucopenia, che comporta transitoria immunosoppressione (Muller et al., 2022; Sing et al., 2022).

Nell'art 4 comma 1 DL 44/21 come riformato dal DL 172/21 si legge che la vaccinazione anti COVID-19 è resa obbligatoria per le professioni mediche «*per la prevenzione dell'infezione da SARS-CoV-2*». Tale disposizione è poi allargata, tramite il cosiddetto "pass allargato" ad altre categorie di lavoratori per lo stesso motivo. Ora, è chiaro che il vaccino non "previene l'infezione", non impedisce la circolazione del virus. Quindi, puntare tutto solo sull'obbligo vaccinale, come emerge dalla relazione illustrativa del disegno di legge di conversione del DL 44/2021, è prima di tutto un evidente errore strategico sul piano dell'epidemiologia. Se poi si considera che la stragrande parte degli operatori sanitari ha aderito alla campagna vaccinale senza nessuna costrizione, si comprende come l'obbligo di una esigua minoranza ad iniettarsi un prodotto, che non impedisce la colonizzazione delle prime vie aeree e quindi la possibilità di infezioni, sia del tutto inefficace nella difesa dell'interesse della collettività.

In ogni caso, questi studi demoliscono qualsiasi pretesa di sostenere che la vaccinazione impedisca la trasmissione del virus tra contatti vicini, che è il presupposto su cui si dovrebbe fondare l'obbligo vaccinale per gli operatori sanitari, gli insegnanti e altre categorie di lavoratori.

In sintesi, il fatto che la vaccinazione non impedisca la circolazione del virus e *non generi l'effetto gregge* fa mancare quel beneficio fondamentale sull'epidemiologia della malattia infettiva per la collettività che, ai sensi dell'art. 32 Cost. e successivi pronunciamenti della Corte Costituzionale, è ritenuto necessario per imporre un obbligo vaccinale in quanto lo stesso deve rispondere anche ad un interesse per la collettività. Neppure si sa quali potranno essere gli effetti a medio-lungo termine sulla salute pubblica di ripetuti stimoli infiammatori e immunitari a livello della epidemiologia delle malattie non trasmissibili, che sono la grande maggioranza delle malattie attuali.

2.3 L'argomento della pressione sul sistema sanitario

I dati dicono che il vaccino può limitare gli effetti più gravi della malattia, soprattutto nei soggetti "fragili", cioè portatori di pluripatologie. Ovviamente, ciò può comportare un beneficio per il singolo e, indirettamente, per il funzionamento del sistema sanitario. Questo argomento è stato utilizzato dall'ordinanza del Consiglio di Giustizia Amministrativa per la

Regione Siciliana per sostenere che *"Sebbene empiricamente si debba riconoscere che, in presenza di nuove varianti, la vaccinazione non appaia garantire l'immunità da contagio, sicché gli stessi vaccinati possono contagiarsi e, a loro volta, contagiare, la stessa a tutt'oggi risulta efficace nel contenere decessi ed ospedalizzazioni, proteggendo le persone dalle conseguenze gravi della malattia, con un conseguente duplice beneficio: per il singolo vaccinato, il quale evita lo sviluppo di patologie gravi; per il sistema sanitario, a carico del quale viene allentata la pressione.*

Sebbene il beneficio per il sistema sanitario, ottenuto con le vaccinazioni per la diminuzione del numero dei malati, sembra cosa indiscutibile e persino ovvia (a prescindere per il momento dalla discussione si eventuali eventi avversi gravi dei vaccini, che pure comportano problemi per il sistema sanitario), è fortemente dubbio che tale argomento possa essere invocato a favore di un obbligo vaccinale, nell'attuale situazione sanitaria ed epidemiologica. Infatti, va considerato che il rischio di una pressione eccessiva sul sistema sanitario si è verificato solo nella prima e seconda ondata, in cui non esistevano ancora le vaccinazioni e le cure erano ancora poco conosciute (o, secondo alcuni, erano conosciute ma persino ostacolate4). Ora, in cui la maggior parte della popolazione si è vaccinata (volontariamente) e la malattia è curabile, non esiste più il problema, se non marginalmente per un difetto di organizzazione. E comunque tale eventuale problema di sovraccarico del sistema sanitario

4 Dopo lunghe e ripetute diatribe tra i medici delle "terapie domiciliari del COVID-19" e il ministero della Salute, il 15 gennaio 2022 il Tar del Lazio ha annullato la Circolare del ministero della Salute recante 'Gestione domiciliare dei pazienti con infezione da Sars-Cov-2' aggiornata al 26 aprile 2021. Il dicastero ha presentato ricorso all'organo di appello della giustizia amministrativa. Il Consiglio di Stato ha sospeso la sentenza del Tar specificando che la circolare ministeriale conterrebbe 'raccomandazioni' e non 'prescrizioni'.

non può essere invocato per costringere una piccola percentuale di soggetti "esitanti" a vaccinarsi senza un valido consenso.

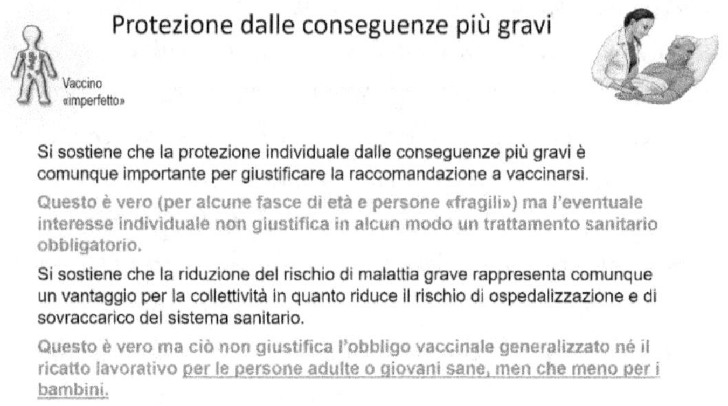

Va altresì considerato che il sistema sanitario pubblico ha lo scopo di curare tutti i cittadini, per molte malattie altrimenti prevenibili e che comportano spese e impiego di strutture, in primis il cancro e le malattie cardiovascolari. Se si dovesse rendere obbligatorio un qualsiasi trattamento allo scopo di alleviare la pressione sul sistema sanitario, si dovrebbero rendere obbligatori molti altri interventi preventivi, diagnostici e terapeutici, su malattie trasmissibili e non trasmissibili, cosa che non è nemmeno lontanamente da prendere in considerazione. Tanto meno se si parla di interventi che comportano un rischio non trascurabile di effetti avversi.

Il contrasto al SARS-CoV-2 va condotto con vari interventi preventivi come vaccinazioni volontarie e raccomandate, interventi di tipo igienico (esempio, migliore igienizzazione dell'aria degli ambienti chiusi, mascherine efficienti), adeguate misure organizzative nel funzionamento degli ospedali e interventi di terapie precoci secondo ampia letteratura emergente (Alexander et al., 2021; Consolaro et al., 2021; Kow et al., 2022; Lin et al., 2022; McCullough, 2020; McCullough et al., 2020; McCullough et al., 2021; Okoli et al., 2022; Suter et al., 2021) che oltretutto confuta le strategie di "paracetamolo e vigile attesa" per ragioni teoriche (Sestili and Fimognari, 2020) e sperimentali (Alunno et al., 2021; Bertolini et al., 2020; Marin-Duenas et al., 2021; Piano et al., 2020; Ravichandran R, 2021). Particolarmente degno di nota è uno studio retrospettivo sulle terapie precoci del COVID-19 condotto da ricercatori italiani in collaborazione con l'Istituto di ricerche farmacologiche "Mario Negri" (Suter *et al.*, 2021). Questo studio ha confrontato i risultati di 90 pazienti con COVID-19 lieve trattati a casa dai loro medici di famiglia con una multiterapia basata principalmente su particolari farmaci antiinfiammatori, con i risultati di altri 90 pazienti di pari età, sesso e comorbidità che hanno ricevuto altri regimi terapeutici, in cui il prevalente farmaco era il paracetamolo. Anche se il tempo mediano alla risoluzione dei sintomi principali è stato leggermente superiore nella coorte 'programma raccomandato' rispetto alla coorte 'controllo', il tasso di ospedalizzazione è stato significativamente inferiore nella coorte "raccomandata": 2 pazienti ospedalizzati su 90 nel primo caso contro ben 13 su 90 nei controlli (p = 0,0103). L'algoritmo di prevenzione raccomandato ha ridotto i giorni e i costi cumulativi di ricovero del >90%.

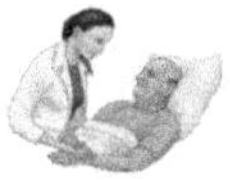

CURE PRECOCI

Se l'argomento fosse il sovraccarico degli ospedali (da verificare oltre alla propaganda, e comunque ciò riguarderebbe tutte le malattie prevenibili) si dovrebbe valutare la notevolissima riduzione del rischio di ospedalizzazione con le cure domiciliari precoci domiciliari.

NOTA BENE:
LE CURE NON SONO ALTERNATIVE AI VACCINI MA SONO ALTRETTANTO IMPORTANTI. COME NON SONO OBBLIGATORIE LE CURE (SONO UN DIRITTO) COSI' NON DEVONO ESSERE OBBLIGATORI I VACCINI (SONO UNA FORMA DI CURA INDIVIDUALE, NON UNA PROFILASSI SOCIALE)

Un gruppo di ricercatori indiani ha recentemente dimostrato che usando l'indometacina (assieme ad altri farmaci) cambia molto la prognosi rispetto all'uso del paracetamolo

(Ravichandran R, 2021; Ravichandran R, 2020): nel secondo caso (paracetamolo) le complicazioni polmonari si sono verificate nel 20% dei casi, contro zero casi con indometacina. Recente comunicazione personale degli autori riferisce che un lavoro completo sul vantaggio dell'uso della indometacina è stato accettato dalla rivista "Scientific Reports".

Va citato anche il recente lavoro del prof. Serafino Fazio e collaboratori (tra cui chi scrive) che riporta i risultati di una cura di 158 pazienti con normali farmaci in uso, tra cui proprio l'indometacina e integratori, dimostrando che quanto prima iniziava la terapia, tanto migliori erano i risultati (Fazio et al., 2021). Su 158 pazienti con COVID-19, tutti coloro che sono stati trattati entro 4 giorni dall'inizio dei sintomi (in totale 99 pazienti) sono guariti senza necessitare di ospedalizzazione. Tale lavoro ha avuto poi un seguito con una rassegna, pure pubblicata su rivista internazionale, in cui sono state illustrate le basi razionali della multiterapia sinergica utilizzata nel lavoro clinico (Fazio et al., 2022). Va comunque precisato che l'esistenza di terapie non va vista come alternativa alla vaccinazione - volontariamente chiesta e gratuitamente ottenuta - come purtroppo avviene a livello del pensiero comune e spesso di informazioni che girano in rete.

Appare evidente quindi che la legislazione attuale, basata sul presupposto che l'obbligo servirebbe a prevenire il virus o a ridurre il carico assistenziale, fa riferimento a dati scientifici sbagliati e/o obsoleti e non ha, pertanto, carattere di scientificità.

2.4 Efficacia su mortalità?

A riguardo dell'interesse per la collettività dell'obbligo vaccinale, va aggiunta una considerazione più generale di carattere epidemiologico. Una volta ammesso che la vaccinazione sia "conveniente" al singolo cittadino in quanto lo protegge per un certo tempo dalle conseguenze dell'infezione specifica e particolarmente dal rischio di decesso, vi sono dei parametri diversi che valutano l'impatto delle vaccinazioni di massa sull'intera popolazione. *La mortalità per tutte le cause e l'eccesso di mortalità rispetto alle attese sono l'esito chiave di interesse non solo perché eludono la decisione spesso soggettiva sul motivo per cui qualcuno è morto, ma anche perché bilancia tutti i possibili effetti di un vaccino, sia buoni che cattivi, che potrebbero influenzare il rischio di morte*. Infatti, almeno in linea di principio, non si può escludere che un vaccino, o un farmaco, provochino un effetto favorevole su un piano e uno sfavorevole su un altro piano, come ad esempio interferire negativamente con una malattia cronica o pregressa di altro tipo.

Neppure si sa quali potranno essere gli effetti a medio-lungo termine sulla salute pubblica di ripetuti stimoli infiammatori e immunitari a livello della epidemiologia delle malattie non trasmissibili, che sono la grande maggioranza delle malattie attuali.

In altre parole, servono vari indici per quantificare i benefici di un intervento sanitario esteso e sistematico. Ad esempio, parlando di mortalità, si devono considerare le vite salvate dal vaccino COVID-19 tenendo conto delle potenziali vite perse a causa di malattie cardiache legate al vaccino, coaguli di sangue, gravi reazioni allergiche e forse altre cause. I dati più rigorosi sono quelli ottenuti da studi randomizzati fatti su gruppi di pazienti vaccinati o trattati con placebo (soluzione fisiologica). Al momento si dispone di due studi con i risultati a circa 6 mesi dalla seconda dose di vaccino, sia per Pfizer (Thomas et al., 2021), sia per Moderna (El Sahly et al., 2021). Poiché i risultati dei due studi erano così simili indipendentemente dal tipo di vaccino utilizzato, è utile unire i risultati, come è stato fatto in un recente articolo di Allon Frideman(Friedman, 2021). Dopo un totale combinato di 74.580 individui, metà vaccinati contro il COVID-19 e metà vaccinati con placebo, nell'arco di seisette mesi, i due studi hanno riportato che 31 persone vaccinate (15 Pfizer e 16 Moderna) sono morte rispetto a 30 persone che hanno ricevuto placebo (14 Pfizer e 16 Moderna). Questo dato, estratto dai risultati pubblicati dalle stesse case farmaceutiche, indica che l'effetto pratico dei trattamenti sul parametro "mortalità totale" dopo circa 6 mesi dall'inizio dei trattamenti è statisticamente trascurabile. Gli autori precisano, correttamente, che gli studi sono stati fatti su una popolazione generale e non sulle fasce di età più fragili. Forse se si dirigessero gli studi "stratificando i rischi", cioè verso anziani fragili (e curati tardi e male) si potrebbe ottenere un risultato più vantaggioso per i prodotti mRNA in uso.

2.5 Importanza del consenso informato

Un documento sui vaccini dell'Ordine dei Medici di Bologna e Verona (Verona, 2018), elaborato in occasione delle discussioni sui vaccini pediatrici, ricorda che «*il consenso informato rappresenta il fondamento della liceità dell'attività sanitaria, il cui fine è quello di promuovere l'autonomia dell'individuo nell'ambito delle decisioni mediche, assumendo il significato d'adesione consapevole all'atto medico proposto. Tale definizione enfatizza il rispetto dell'autonomia decisionale del paziente e il diritto di ciascuno d'autodeterminarsi, in conformità a quanto stabilito all'art. 32 della Costituzione italiana che sancisce che nessuno può essere obbligato a un determinato trattamento sanitario se non per disposizione di legge, in sintonia a sua volta con il principio fondamentale dell'inviolabilità della libertà personale (art. 13 Cost.). Gli stessi principi dell'art. 32 della Costituzione sono anche ribaditi nella Legge 180/1978 all'art. 1, comma 1 e 5, confluiti poi nella Legge 833/1978 all'art. 33, comma 1 e 5. L'acquisizione di un valido consenso prima di intraprendere qualunque trattamento sanitario costituisce un obbligo indiscusso, poiché su questo si basa la liceità dell'atto medico nel rispetto dei dettami costituzio-*

nali, del Codice di deontologia medica e delle norme contenute nel Codice penale e nel Codice civile».

Operativamente, lo stesso documento cita una revisione sistematica della Cochrane Collaboration (Jacobson Vann et al., 2018) la quale evidenzia come, nell'ambito di una chiara e corretta informazione al cittadino, sistemi di chiamata attiva e promemoria sulle scadenze vaccinali sono efficaci nell'incrementare la proporzione dei vaccinati in qualsiasi popolazione target. Tale lavoro ricorda, fra l'altro, che «*L'obbligo vaccinale, applicato con strategie diverse sia a livello europeo che mondiale, non costituisce secondo l'OMS il metodo più idoneo per raggiungere gli obiettivi delle coperture vaccinali ritenute necessarie. Solo in casi particolari l'obbligo vaccinale risulta efficace nel prevenire possibili epidemie dovute a bassi tassi di coperture vaccinali*».

A fronte poi dell'elevatissima percentuale di vaccinati nelle categorie considerate, raggiunta senza necessità di un obbligo, si riduce molto anche la possibilità di immaginare un impatto significativo di un eventuale piccolo aumento di coperture ottenute con la costrizione di una minoranza di esitanti. Anche a seguito della montante protesta della popolazione, poco convinta delle misure governative in materia di controllo della pandemia, la strategia del consenso informato potrebbe essere più efficace rispetto alla costrizione e più rispettosa della funzione "educativa" del rapporto medico-paziente.

3. Il trattamento obbligatorio po' incidere negativamente sullo stato di salute di colui che vi è assoggettato?

L'altro "caposaldo" della costituzionalità dell'obbligo di trattamento sanitario è il rispetto della persona umana, vale a dire il requisito che il trattamento stesso (nel nostro caso il vaccino) non causi lesioni gravi e permanenti alla persona inoculata.

In premessa deve essere chiaro un aspetto che spesso è confuso e confondente non solo per i cittadini ma anche per i legislatori: questo aspetto del dibattito sull'obbligo vaccinale non riguarda il rapporto benefici/rischi per la collettività, ma pone al centro del problema il rispetto della persona umana "in ogni caso". In altre parole, anche nell'ipotesi in cui la vaccinazione obbligatoria fosse vantaggiosa per la "collettività" (requisito che si è visto essere molto in dubbio per i vaccini anti-COVID-19), tale vantaggio non potrebbe essere conseguito "sacrificando" una minoranza di sfortunati, come fosse questo il "prezzo da pagare" per il vantaggio collettivo. Nel bilanciare singoli e collettività, la Costituzione ha posto un chiaro limite a questo problema, menzionando il rispetto della persona umana come limite invalicabile.

Chi scrive ha già avuto modo di illustrare questo fondamentale concetto nel libro *Vaccini sì, obblighi no* pubblicato da Edizioni Libreria Cortina in occasione del varo della legge 119/2017 (Bellavite, 2017), cui si rimanda per approfondimenti.

La relazione accompagnatoria al disegno di legge n. 2463 (DL 172/2021) pare lacunosa sul fatto che in materia di vaccinazione la legittimità sussiste – secondo consolidata giurisprudenza della Corte Costituzionale – «*se il trattamento è diretto non solo a migliorare o a preservare lo stato di salute di chi vi è assoggettato, ma anche a preservare lo stato di salute degli altri*», (come sopra discusso) ma anche «*se si prevede che esso non incida negativamente sullo stato di salute di colui che è obbligato, salvo che per quelle sole conseguenze che appaiano normali e, pertanto, tollerabili* (sentenze n. 258 del 1994 e n. 307 del 1990)».

E ancora la storica sentenza della Corte Cost. n. 107 /2012 aggiunge: «*giacché è proprio tale ulteriore scopo, attinente alla salute come interesse della collettività, a giustificare la compressione di quella autodeterminazione dell'uomo che inerisce al diritto di ciascuno alla salute in quanto diritto fondamentale*». Ma se «*il rilievo costituzionale della salute come interesse della collettività*» – si soggiunse – esige che, «*in nome di esso, e quindi della solidarietà verso gli altri, ciascuno possa essere obbligato, restando così legittimamente limitata la sua autodeterminazione, a un dato trattamento sanitario, anche se questo importi un rischio specifico*», tuttavia esso «*non postula il sacrificio della salute di ciascuno per la tutela della salute degli altri*».

Affinché si possa valutare la sussistenza dei requisiti indicati dalla Corte costituzionale per la legittimità di un obbligo vaccinale occorre che si possa conoscere con buona approssimazione il rischio vaccinale, valutare se tale rischio per i singoli sia accettabile e infine valutare se l'obbligo di assumersi tale rischio per i singoli sia comunque utile o superfluo *rispetto alla semplice raccomandazione.*

3.1 La farmacovigilanza

Nella valutazione quantitativa dei rischi di vaccinazione, il problema principale è che la farmacovigilanza passiva non funziona. Che i vaccini anti-COVID-19 provocassero reazioni avverse era noto sin dai tempi della pubblicazione dei primi studi (Anand and Stahel, 2021; Polack *et al.*, 2020), ma esse riguardavano comuni sintomi come febbre, mal di testa, spossatezza, male alle articolazioni, ecc. Con l'uso generale, sono comparse segnalazioni di eventi avversi gravi e gravissimi.

Le segnalazioni dell'AIFA (vedi grafico in figura successiva, tratta dal rapporto n. 9) ammontavano a circa 1000 ogni 100.000 dosi somministrate nei mesi di gennaio-febbraio 2021 (periodi in cui si vaccinavano gli operatori sanitari e categorie particolari), per poi ridursi drasticamente con l'aumentare delle dosi somministrate, fino ad azzerarsi o quasi negli ultimi periodi.

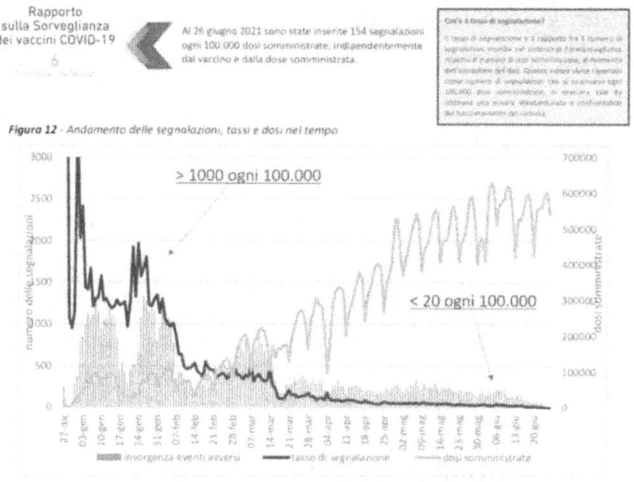

La figura è emblematica al riguardo e non può non lasciare perplesso chi pensi di ottenere dati attendibili da tale tipo di rilevazioni. Poiché i vaccini sono sempre gli stessi (salvo un calo dell'uso di AstraZeneca negli ultimi mesi) lo stesso grafico non può che essere spiegato che con una pressoché totale "disaffezione" o "trascuratezza" delle segnalazioni stesse, che sono basate sulla "spontaneità".

Anche il Consiglio di Giustizia Amministrativa della Regione Sicilia, nell'ordinanza n. 351 del 2022, cita espressamente «*la inadeguatezza della farmacovigilanza attiva e passiva*» fra i motivi di non manifesta infondatezza della questione di legittimità costituzionale dell'articolo 4 del decreto-legge n. 44 del 2021.

Nel rapporto AIFA di novembre i tassi di eventi avversi gravi nei diversi vaccini sono 14 casi ogni 100.000 dosi di Comirnaty (Pfizer), 15 ogni 100.000 dosi di Spikevax (Moderna), 35 ogni 100.000 dosi di Vaxzevria (AstraZeneca) e 22 ogni 100.000 dosi di Janssen (Johnson and Johnson). Un evento è considerato grave se causa ospedalizzazione, pronto soccorso, pericolo immediato di vita, invalidità, anomalie congenite, decesso, altra condizione clinicamente rilevante. In Italia, fino a fine settembre erano registrati 608 decessi, con una incidenza media di 7,2 morti per milione di dosi, un tasso di circa tre volte inferiore a quanto riportato da altri sistemi di rilevazione in altri Paesi. Il problema è che la farmacovigilanza in Italia non funziona.

La farmacovigilanza si basa sulle segnalazioni "spontanee" e non su studi rigorosi basati sul follow-up dei vaccinati. Considerando i vaccini dell'infanzia (MPRV), i dati dell'osservatorio epidemiologico della Regione Puglia consentono di stimare che, di tutti gli eventi gravi che si verificano nei giorni e settimane seguenti l'inoculo, meno di uno su 100 è segnalato (Bellavite and Donzelli, 2020). Questo problema si verifica anche con i vaccini anti COVID-19 se si pensa solo al fatto che gli studi sperimentali per la registrazione, quelli pubblicati, hanno riportato un'incidenza di circa 4% di reazioni avverse gravi, maggiori per la seconda dose (Polack *et al.*, 2020). 4 per cento significa 4000 reazioni avverse gravi attese ogni 100.000 dosi. Nel rapporto AIFA dell'ottobre 2021, le segnalazioni di reazioni avverse gravi sono 17 su 100.000. Anche se forse il concetto di "gravità" può essere in parte diverso nei due sistemi di rilevazione, la discrepanza tra segnalazione attiva e spontanea (meno di 1 su 100 attese) è molto evidente.

Curiosamente, la discrepanza tra segnalazioni attive e passive si può rilevare anche nel rapporto annuale sui vaccini anti-

COVID-19 pubblicato nel febbraio 2022. A pagina 20 si riferisce che gli eventi avversi gravi sono stati segnalati con un tasso di 17,6 eventi ogni 100.000 dosi somministrate, mentre a pagina 51 dello stesso documento si riferisce di uno studio di farmacovigilanza attiva, condotto su soggetti di età compresa tra 16 e 25 anni, in cui le segnalazioni di eventi avversi gravi hanno avuto un tasso di 1,7%, vale a dire 1700 ogni 100.000 dosi. Pur tenendo conto dell'imprecisione legata alle diverse età (che però non dovrebbero incidere molto considerando altre valutazioni riportate nello stesso documento), si deduce che le segnalazioni "passive" o "spontanee" di eventi avversi gravi sono circa un centesimo di quelle attive.

Perché si verifica questo? La clamorosa inefficienza delle segnalazioni spontanee di casi gravi può avere varie spiegazioni, le cui principali sono le seguenti:

A. Contrariamente a quanto disciplina il decreto del 30 aprile 2015 (ricordiamo le parole precise dell'art. 22: "I medici e gli altri operatori sanitari sono tenuti a segnalare tempestivamente, e comunque entro due giorni, le sospette reazioni avverse da medicinali di cui vengono a conoscenza nell'ambito della propria attività."), l'obbligo di segnalazione non è rispettato nemmeno dagli operatori sanitari. Uno dei problemi a questo riguardo è che comunemente si crede che le segnalazioni debbano essere fatte solo se c'è il sospetto che la causa sia stata il vaccino, mentre invece *le segnalazioni si dovrebbero fare in ogni caso* e spetterebbe poi ad una commissione di esperti multidisciplinare stabilire se esista un nesso causale. Che questo sia un vero problema, che interessa anche le autorità sanitarie ai massimi livelli, si dimostra leggendo quanto ha dichiarato il sottosegretario di Stato alla Salute Andrea Costa (10 settembre 2021) in aula in risposta a una interpellanza del deputato Maria Teresa Bellucci (resoconto stenografico): «*La sospetta reazione avversa alla vaccinazione viene segnalata quando sussiste un ragionevole sospetto che gli eventi siano correlati e sia necessario effettuare approfondimenti*». Questo concetto è sbagliato e fuorviante, porta inevitabilmente ad una preventiva censura del fenomeno da parte della opinione di soggetti inesperti. È ovvio che se si procede come dichiara il sottosegretario Costa, molte reazioni avverse non vengono segnalate perché chi le osserva non "sospetta" che siano correlate. È noto che all'inizio della campagna vaccinale molte segnalazioni di fenomeni trombotici erano considerate come casuali o non correlate perché sembrava impossibile che i vaccini potessero causare trombosi. Eppure vari autori già avevano spiegato il meccanismo con cui questi vaccini provocano la trombosi (Suzuki and Gychka, 2021; Zhang et al., 2020) (Bellavite, 2021a) (Chen et al., 2021; Platton et al., 2021).

B. Gli operatori sanitari non sono stati adeguatamente formati a riconoscere il sospetto di reazione avversa, perché ancora non è stato capito (o non si è voluto capire) che questi "vaccini" possono dare reazioni avverse gravi in organi vitali, compreso il cuore e il cervello (leggi arresto cardiaco, infarto e ictus). Pertanto, se una persona muore di infarto o ictus o cancro dopo la vaccinazione, la morte è regolarmente attribuita alle menzionate malattie, senza "sospettare" che vi sia stato un ruolo della reazione avversa al "vaccino". È anche possibile (ma difficilmente verificabile) che molte segnalazioni inviate dalla base (cittadini o operatori sanitari) siano scartate dalla commissione dell'AIFA, prima di essere inserite nel database. Questo avviene per la stessa ammissione dell'AIFA là dove scrive, nell'ultimo rapporto, che sono considerati come pos-

> sibilmente dovuti al vaccino solo i decessi entro 15 giorni dalla vaccinazione. Ma questo criterio "tagliola" non ha alcun fondamento scientifico in presenza di "vaccini" di concezione nuova e mai sperimentati finora: chi ha detto che le conseguenze della vaccinazione sono possibili solo nei primi giorni? Se mancano persino le segnalazioni, non lo si saprà mai.

Queste difficoltà, che inficiano la credibilità del sistema di farmacovigilanza, potrebbero essere attenuate o eliminate se fosse introdotto l'OBBLIGO per il medico curante di segnalare, sempre e comunque, QUALSIASI evento avverso grave di cui sia venuto a conoscenza o che sia riferito dai pazienti o dai parenti.

In assenza di un dato reale relativo agli eventi avversi ogni valutazione sulla legittimità dell'obbligo assume carattere formale ma non sostanziale e per di più manca da parte del legislatore una verifica concreta dei dati di carattere sanitario riferiti alle vaccinazioni che, secondo il principio di scientificità delle leggi, deve sempre essere posta in essere dal Legislatore, ancor prima della verifica in merito alla sussistenza dei requisiti indicati dalla Corte costituzionale.

Un corollario che non può essere trascurato riguarda il fatto che finora l'obbligo vaccinale sia stato imposto anche a chi ha avuto la *malattia naturale*, senza considerare che il rischio è circa il doppio per chi ha già avuto la malattia (Mathioudakis et al., 2021). Inoltre, si dovrebbe considerare che una vaccinazione inutile va determinare un costo per lo Stato che potrebbe risparmiare in dosi vaccinali facendo eseguire un test anticorpale o meglio sulla memoria immunitaria dei linfociti T. Anche la legge n. 119/17 impositiva dei vaccini pediatrici prevede il diritto a non vaccinarsi se si è immunizzati.

3.2 Eventi inattesi e gravissimi

Alla fine di febbraio 2021, sono stati segnalati per la prima volta *eventi trombotici atipici* a seguito dell'immunizzazione con i vaccini anti COVID-19. Queste manifestazioni di trombosi e trombocitopenia atipica dopo l'immunizzazione con vaccino COVID-19 sono ora indicate collettivamente come trombocitopenia immunitaria indotta dal vaccino (VITT). Sebbene l'incidenza riportata rimanga molto bassa e non influisca sul beneficio complessivo dell'immunizzazione (ma qui non si discute questo aspetto), è anche vero che se non trattata, la VITT può essere debilitante o addirittura fatale (Chen *et al.*, 2021). Successivamente, si è visto che le trombosi non sono solo di questo tipo e che possono comparire anche nelle arterie (Bikdeli et al., 2020; Tiede et al., 2021) con meccanismi almeno in parte legati alle inattese interazioni tra proteine spike e endoteli, cuore o piastrine(Bellavite, 2021b; Rahman et al., 2021; Suzuki and Gychka, 2021; Xia, 2021).

La trombocitopenia immune pro-trombotica indotta da vaccino (VIPIT) si verifica in *1 su 100.000 persone vaccinate* ed è più alta con i vaccini a vettore adenovirale che con mRNA. Il rischio è maggiore nelle persone più giovani e raddoppia per le persone di età compresa tra i 40 ei 49 anni (Brazete et al., 2021). Nello stesso lavoro si legge che «*Il comitato per la sicurezza dell'EMA ha analizzato i rischi di complicanze trombotiche per fascia di età nel contesto di tassi di infezione alti, medi e bassi rispetto ai benefici in termini di ricoveri per COVID-19, ricoveri in unità di terapia intensiva (ICU) e decessi. La loro valutazione ha indicato che i benefici aumentano con l'aumentare dell'età e con tassi di incidenza più elevati. Il comitato ha ritenuto che i benefici della vaccinazione superino i rischi*».

Quest'ultima frase offre l'occasione di ribadire che *il problema del rapporto rischi-benefici per la persona deve essere totalmente separato da quello dell'obbligo vaccinale*, perché l'obbligo è legittimo se prevede non solo un beneficio per il singolo ma anche uno per la collettività e perché quando si decide su rischi per la singola persona, che può avere motivi diversi dalla media per fare delle scelte sulla propria salute, il singolo ha sempre il diritto di decidere quale sia il rapporto benefici/rischi per lui/lei senza una imposizione da parte dello Stato. *Ciò vale non solo per i vaccini ma per qualsiasi intervento sanitario, ovviamente, compresi gli interventi chirurgici e l'assunzione di farmaci.*

Numerosi lavori dimostrano la probabilità che i pazienti COVID-19 sviluppino più tipi di autoanticorpi e malattie autoimmuni per la capacità di SARS-CoV-2 di iper-stimolare il sistema immunitario, anche per la somiglianza tra i componenti dell'ospite e del virus (Dotan et al., 2021). Le reazioni avverse ai vaccini possono essere viste come il risultato dell'interazione tra la suscettibilità del soggetto vaccinato e i vari componenti del vaccino (Segal and Shoenfeld, 2018). Tra i meccanismi implicati per queste reazioni c'è il mimetismo molecolare, che si riferisce a una significativa somiglianza tra alcuni elementi patogeni contenuti nel vaccino e specifiche proteine umane. Questa somiglianza può portare a cross-reattività immunitaria, in cui la reazione del sistema immunitario verso gli antigeni patogeni può danneggiare le proteine umane simili, causando essenzialmente malattie autoimmuni. Finora i principali esempi di questo fenomeno derivavano dai vaccini contro l'influenza, l'epatite B e il virus del papilloma umano, tutti sospettati di indurre l'autoimmunità attraverso il mimetismo molecolare, ma a maggior ragione sono stati implicati anche gli anti COVID-19 (Dotan *et al.*, 2021; Kostoff et al., 2020).

Il rischio di miocardite e pericardite non era stato notato negli studi di registrazione (Polack *et al.*, 2020), ma è ben presto emerso dalla fase 4 della sperimentazione ("post-marketing") in molti Paesi ma non in Italia perché, per le ragioni dette, la farmacovigilanza funziona malissimo. I primi dati indicavano che il rischio di miocardite va *da 4 a 37 casi ogni 100.000 dosi iniettate*, con maggiore incidenza con i vaccini a mRNA rispetto a quelli a vettore virale, nei i maschi rispetto alle femmine, nei giovani rispetto agli anziani e con la seconda dose rispetto alla prima(Chua et al., 2021; Perez et al., 2021). Essa è sicuramente superiore alla incidenza normale nella popolazione. Per avere un riferimento rispetto al rischio di ospedalizzazione per COVID-19 tra i non vaccinati, dal Bollettino Epicentro-ISS del 10 novembre si evince che su 3.649.047 soggetti di età 12-39 anni non vaccinati, sono stati ricoverati per COVID-19 un totale di 475 persone, cioè *13 casi ogni 100.000 persone*.

A chi evidenzia i rischi cardiaci della vaccinazione (mai notati con altri vaccini) spesso viene risposto che anche la malattia COVID-19 comporta rischi di complicazioni cardiache. Questa obiezione, che riguarda il rapporto rischi-benefici, non può essere utilizzata per sostenere l'obbligo vaccinale per tre motivi fondamentali: 1) se c'è un rischio grave statisticamente accertato, la scelta di quale rischio correre deve essere libera e informata, basata su una serie di valutazioni individuali, 2) nel caso specifico delle malattie infiammatorie e autoimmuni cardiache, il rischio è COMUNQUE maggiore dopo la vaccinazione rispetto alla malattia. Un nuovo studio europeo pubblicato da JAMA Cardiology ha confermato che i casi di infiammazione cardiaca di gravità tale da richiedere il ricovero in ospedale e talvolta causare la morte erano molto più comuni tra i soggetti vaccinati rispetto ai non vaccinati (Karlstad et al., 2022). In tutto, i ricercatori hanno studiato un totale di 23,1 milioni di individui di età pari o superiore a 12 anni tra dicembre 2020 e ottobre 2021. "*I risultati di questo ampio studio di coorte hanno indicato che sia la prima che la seconda dose di vaccini mRNA erano associate a un aumentato rischio di miocardite e pericardite. I rischi di miocardite e pericardite erano più alti entro i primi 7 giorni dalla vaccinazione, erano aumentati per tutte le combinazioni di vaccini mRNA ed erano più pronunciati dopo la seconda dose*". Rispecchiando anche altri dati, lo studio ha confermato che i giovani, in particolare i giovani maschi, sono quelli che subiscono gli effetti peggiori dell'inoculo. Ad esempio, considerando i maschi di 16-24 anni, nei malati di COVID-19 si verificano 14 casi di miocardite ogni milione di malati. Invece, tra i vaccinati con Pfizer si verificano 55 casi di miocardite ogni milione di vaccinati, con Moderna 184 casi e con Moderna, iniettato dopo la prima dose di Pfizer, ben 275 casi. Differenze abissali a svantaggio del vaccino.

Le incidenze delle pericarditi sono simili alle miocarditi, quindi questi rischi cardiaci nell'insieme raddoppiano. Il lavoro di Karlstad e collaboratori (Karlstad *et al.*, 2022) non riporta i dati delle terze e quarte dosi, ma trattandosi di meccanismi immunomediati (tant'è vero che il rischio è molto maggiore con la seconda dose rispetto alla prima), è ovvio che i rischi aumenteranno, in modo probabilmente esponenziale, con il numero di dosi. Si potrebbe anche ipotizzare che la situazione sia ancora più grave, se si pensa che al conto delle miocarditi potrebbero mancare i decessi per "arresto cardiaco" o "malore" e in cui non è stata fatta la diagnosi. Quindi il grave rischio di miocardite e pericardite a seguito dei vaccini a mRNA c'è e sia i medici che la popolazione ormai ne sono informati.

Secondo un'altra prospettiva, i rischi di eventi avversi gravi come il decesso si possono stimare approssimativamente *a confronto con i vaccini antinfluenzali*. La fondazione Hume ha pubblicato un documentato dossier da cui si evince che il rischio di morte da vaccino anti COVID-19 rispetto agli antinfluenzali è notevolmente superiore (oltre 9 volte superiore per chi ha più di 65 anni). Disturbi della coagulazione 37 volte, infarto del miocardio 8 volte, pericardite 4 volte, ma 67 volte nelle età 12-17 anni.[5]

Sempre nello stesso dossier si riportano i tassi di mortalità risultanti dalle segnalazioni in altri Paesi. Negli USA (segnalazioni VAERS 2019-2020) *le segnalazioni di decessi dopo vaccini antinfluenzali ammontano a circa 0,26 morti per milione di dosi*. Viceversa, i morti segnalati in relazione ai vaccini anti COVID-19 negli USA sono stati *di circa 23,0 casi per milione di dosi. Nel Regno Unito si sono avuti 21,2 morti per milione di dosi con Pfizer e 28,3 con AstraZeneca*. Un buon accordo, quindi, con il dato statunitense, il che rafforza la fiducia nell'attendibilità dei dati di confronto tra i due vaccini (pur ricordando che in ogni caso si tratta di segnalazioni "spontanee"): *gli anti COVID-19 sono caratterizzati da un tasso di segnalazioni 100 volte più alto degli antinfluenzali*.

Un altro segnale preoccupante, per quanto indiretto, deriva dall'"*eccesso di mortalità*" rilevato in Europa e riportato dal sistema "Euromomo".[6] Tale analisi segnala che nel 2021, nella media delle nazioni europee, si registra un notevole aumento della mortalità per qualsiasi causa, superiore a quello del 2020 e dell'ordine di qualche decina di migliaia di decessi, cosa che fa supporre non si tratti di effetti diretti dell'infezione virale. Il fenomeno andrebbe urgentemente indagato per scoprirne le cause ed eventualmente porvi rimedio, se possibile.

---

5 Cfr., M. Menichella, "Una stima realistica degli effetti avversi dei vaccini anti-Covid e del rapporto rischi-benefici", Fondazione Hume, 09/11/2021, URL: https://www.fondazionehume.it/societa/una-stima-realistica-degli-effetti-avversi-dei-vaccini-anti-covid-e-del-rapporto-rischi-benefici/.

6 https://www.euromomo.eu/graphs-and-maps/.

3.3 Il confronto con gli antinfluenzali

Anche tenendo conto della enorme sottostima delle segnalazioni, gli stessi dati del rapporto AIFA (quello riferito fino a settembre, poi non si è saputo più niente, almeno fino al 26 gennaio 2022), indicano numerosi decessi dovuti alla vaccinazione. Il confronto con le vaccinazioni antinfluenzali rivela la enorme reattogenicità e patogenicità degli anti COVID-19.

Prendiamo come riferimento l'ultimo rapporto sui vaccini "convenzionali" emanato da AIFA il 17/12/2020 per gli eventi verificatisi nell'anno 2019.[7] Nel 2019, su più di 23 milioni di dosi somministrate, le segnalazioni sono state 6757 corrispondenti a 22,3 segnalazioni ogni 100.000 dosi somministrate per tutti i vaccini. Indipendentemente dal nesso di causalità, la maggior parte delle sospette reazioni avverse inserite nel 2019 è segnalata come non grave (80,5%, n. 5.439), mentre il *19,3% (n. 1.302)* riporta eventi definiti gravi. Le segnalazioni che riportano reazioni gravi correlabili al vaccino sono state 2,9 per 100.000 dosi. Va peraltro rilevato che per i vaccini in uso la maggior parte delle segnalazioni sono derivano dalle vaccinazioni pediatriche, mentre solo 1354 segnalazioni derivano dai vaccini somministrati a persone di età superiore a 18 anni.

Un raffronto più corretto va fatto con i vaccini in uso per i soggetti anziani, particolarmente quelli antinfluenzali, che sono i più utilizzati e coprono annualmente più della metà del-

7

AIFA AGENZIA ITALIANA DEL FARMACO	Anti-COVID-19 Gen-sett 2021	Antiinfluenzale Ott 2019-Mar2020
EVENTI «SFORTUNATI?»	Tot	Tot
Gravi	14.605	91
Gravi correlate	4.301	26
Decessi	608	4
Decessi correlati	16	0
Decessi "indeterminati"	133	0

*NB: per la maggior parte dei vaccini anti-COVID-19 sono previste molte dosi, con conseguenze mai studiate nelle fasi di sperimentazione e registrazione.

la popolazione italiana con età > 65 anni.

Qui il tasso di segnalazioni gravi correlate è 10 volte maggiore con gli anti COVID-19 rispetto agli antinfluenzali. Con gli anti COVID-19 sono stati riportati fino a settembre (con tutti i limiti di farmacovigilanza sopra descritti) *608 decessi di cui 16 correlati*, in 9 mesi. Non si può escludere la correlazione in altri 133 casi (vedi anche sezione successiva sul "nesso di causa"). Vaccini antinfluenzali: 4 decessi di cui nessuno correlato.

3.4 Perché questi vaccini sono diversi

I vaccini tradizionali sono fatti con sostanze tipiche dei microbi o con microbi uccisi o attenuati. Qualunque sia la composizione, lo scopo è iniettare un "antigene", adeguatamente trattato per non fare alcun danno all'organismo ma solo per stimolare la reazione immunitaria. Ad esempio, la tossina tetanica viene inattivata con formaldeide per formare una sostanza ("anatossina") dotata di capacità di stimolare la formazione di anticorpi neutralizzanti ma di per sé stessa completamente innocua.

Viceversa, i nuovi vaccini basati su tecnologie mRNA o vettori adenovirali inducono la produzione di proteine Spike che sono state progettate utilizzando le sequenze stesse del virus. A parte qualche piccola modifica fatta per stabilizzare la proteina e impedire che venga subito distrutta al momento della produzione, la proteina "selvaggia" e quella "artificiale" sono uguali. *La proteina del vaccino "assomiglia" a quella del virus ed è per questo che può avere la stessa funzione biologica e patologica.* Di conseguenza, tutta la teoria vaccinologica si arricchisce di un nuovo concetto: quando la cellula è "infettata" dalle particelle lipidiche si comporta più o meno come una cellula infettata da virus nella produzione della Spike stessa. Ne seguono quindi delle reazioni patologiche di vario tipo dovute alle proprietà della proteina attiva (Figura seguente).

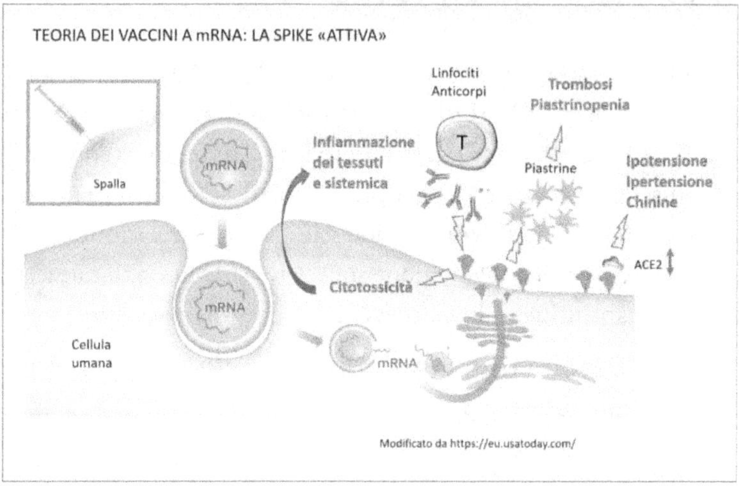

Ovviamente, nella maggior parte dei casi di COVID-19 sintomatico, l'infezione da parte del virus è più "grave" per la cellula perché il virus può anche moltiplicarsi e diffondersi ulteriormente man mano che la malattia si aggrava, se non ben curata. Ma il problema serio degli eventi avversi in alcuni soggetti "sfortunati" deriva dal fatto che in base agli (invero pochi) studi di biodistribuzione delle nanoparticelle del vaccino, si sa che esse possono "trasfettare" *qualsiasi cellula con cui vengano a contatto*, non solo quelle del sistema immunitario (come fanno i vaccini tradizionali).

Ciò discende dalla teoria, dipende dalla struttura proteica della Spike espressa sulla membrana delle cellule trasfettate e spiega la grande varietà dei sintomi che si possono presentare dopo gli inoculi in diverse persone. *La patologia dipende dalla struttura della proteina*, dalla sequenza mRNA che i cinesi hanno diramato dopo le prime infezioni. Dipende in quali organi vanno a finire le nanoparticelle, oltre che nel muscolo come sostenuto dai produttori, e da dove vanno a finire le proteine Spike, che sono già state trovate nel sangue (Cognetti and Miller, 2021; Ogata et al., 2021). Si tratta di un problema insolubile e gravissimo, che è determinato dalla somiglianza della Spike del vaccino con quella del virus. Esso non può essere risolto modificando la sequenza perché la teoria vuole che si utilizzi la sequenza più simile a quella del virus, anche in eventuali vaccini prodotti contro le varianti.

Le difese biologiche attaccano le stesse cellule che producono le Spike, cosa che causa difetti funzionali negli organi colpiti e conseguenze di infiammazione locale e sistemica. Questo aspetto è analogo a quanto si è visto sopra per i vaccini "convenzionali", ma è aggravato dal fatto che le Spike possono entrare in tante cellule diverse, non solo nelle cellule del sistema immunitario. Inoltre, le "omologie" tra la proteina Spike e le proteine umane sono molto maggiori rispetto ad altri virus e batteri, per cui l'insorgenza di *fenomeni autoimmuni* è più probabile.

Le Spike attaccano, per loro natura, i recettori ACE2 (che si trovano sulle cellule ma anche nel plasma) che hanno anche una attività enzimatica importantissima perché regola la pressione del sangue, e pure il sistema della coagulazione e delle chinine (mediatori del dolore e della essudazione). (Suzuki and Gychka, 2021; Zhang *et al.*, 2020) (Bellavite, 2021a) (Chen *et al.*, 2021; Platton *et al.*, 2021). Ne deriva la possibilità di attivazione delle risposte funzionali di tali cellule, tra cui la aggregazione delle piastrine, *la trombosi e la reazione iper-infiammatoria*.

La progressiva conoscenza delle funzioni della proteina Spike ha aperto un nuovo capitolo della vaccinologia, come è successo anche per la virologia, tanto che la malattia all'inizio non fu capita proprio perché fu sottovalutato l'effetto sistemico dei virus e le conseguenze sulla coagulazione del sangue e pure sul sistema renina-angiotensina-chinine.

3.5 Il "nesso di causa"

Un tema importante riguarda il metodo per valutare "nesso di causalità", vale a dire l'esistenza o meno della correlazione tra vaccinazione ed evento avverso. Se il metodo fosse impreciso o errato si potrebbe verificare il caso che i decessi attribuibili alla vaccinazione siano molto diversi da quanto dichiarato. Tale problema assume particolare importanza laddove la correlazione sia giudicata come "indeterminata", come è il caso dei 133 decessi dopo la vaccinazione anti COVID-19 registrati sino a settembre in Italia. Dopo i primi morti a seguito dei nuovi "vaccini", le autorità si affrettarono a smentire che questi ne fossero la causa. Come si sa le autorità furono a loro volta smentite.

Al momento della stesura di questo rapporto, il nesso di causalità secondo l'algoritmo dell'OMS è stato inserito nel 73% (10.681/14.605) delle segnalazioni di eventi avversi gravi, ed è risultato correlabile alla vaccinazione nel 40,3% di tutte le segnalazioni gravi valutate (**4.301**/10.681).

L'analisi della correlazione è fatta, come scrive la stessa AIFA, da una apposita commissione che utilizza un metodo indicato dall'OMS, il quale però è difettoso e si presta facilmente a errori, come sostenuto in vari lavori (Bellavite, 2020; Bellavite and Donzelli, 2020; Puliyel and Naik, 2018). I difetti dell'"algoritmo" OMS sono molti ma il più clamoroso sta nel fatto che esso invita ad escludere la correlazione qualora esistano "altre cause" che potrebbero aver determinato l'evento. Ad esempio, se si verifica la morte di un vaccinato che aveva anche malattie di cuore o tumori o malattie di fegato o disturbi della coagulazione, la causa è attribuita a queste malattie preesistenti e non al vaccino. Ciò è spiegato in modo chiarissimo nel rapporto AIFA n. 3 sui vaccini anti COVID-19.

Ma questo metodo, inventato da OMS, è viziato da un grave difetto tecnico, che sfugge a chi non conosce la patologia generale. Le reazioni avverse più gravi di solito sono dovute proprio alla *interazione* tra il prodotto iniettato e una predisposizione o suscettibilità del soggetto. Si tratta, in altre parole, di due o più *CON-CAUSE che interagendo determinano l'evento avverso*. Eppure, AIFA continua a scartare la possibilità che il vaccino sia causa (o con-causa) della morte di persone affette dalla più comuni malattie.

D'altra parte, ISTAT e Istituto Superiore di Sanità conside-

Rapporto
sulla Sorveglianza
dei vaccini COVID-19
3

SEGNALAZIONI DI CASI MORTALI A SEGUITO DI VACCINI ANTI-COVID-19 sino a marzo 2021

VACCINO	Casi fatali	Tassi su 100.000 dosi
Comirnaty	76	1,1
Moderna	12	2,8
AstraZeneca	12	0,7
Totale	100	1,1

«Patologie Intercorrenti o pregresse» che secondo AIFA escluderebbero la correlazione :
politerapia, con fragilità cliniche, quali: malattie cardiovascolari (ipertensione arteriosa, pregressi IMA, scompenso cardiaco, cardiomiopatia), malattie metaboliche (diabete, dislipidemia), malattie oncologiche, malattie autoimmuni, malattie neurodegenerative (malattia di Alzheimer), malattie respiratorie e mediastiniche (BPCO, enfisema), malattie renali, epatiche, pancreatiche, malattie del sistema linfopoietico (piastrinopenia, difetti coagulazione).

rano morti "di COVID-19" anche tutti quelli che sono affetti da altre malattie concomitanti o pregresse.

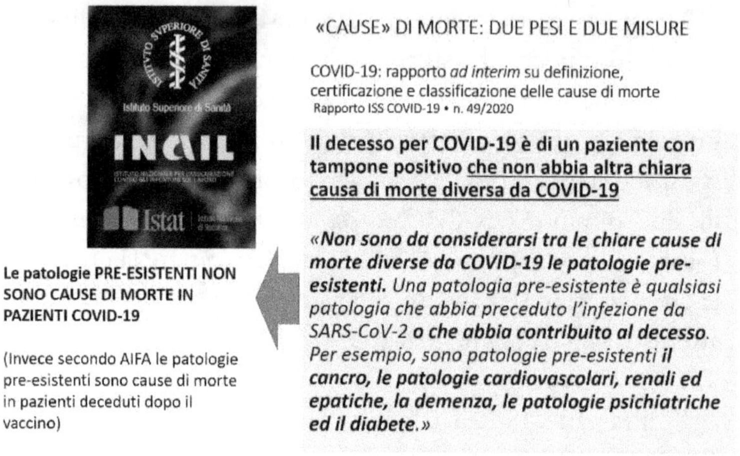

«CAUSE» DI MORTE: DUE PESI E DUE MISURE
COVID-19: rapporto ad interim su definizione, certificazione e classificazione delle cause di morte
Rapporto ISS COVID-19 • n. 49/2020
Il decesso per COVID-19 è di un paziente con tampone positivo che non abbia altra chiara causa di morte diversa da COVID-19
«Non sono da considerarsi tra le chiare cause di morte diverse da COVID-19 le patologie pre-esistenti. Una patologia pre-esistente è qualsiasi patologia che abbia preceduto l'infezione da SARS-CoV-2 o che abbia contribuito al decesso. Per esempio, sono patologie pre-esistenti il cancro, le patologie cardiovascolari, renali ed epatiche, la demenza, le patologie psichiatriche ed il diabete.»
Le patologie PRE-ESISTENTI NON SONO CAUSE DI MORTE IN PAZIENTI COVID-19

Questo equivoco sulle correlazioni, oltre alla scarsa efficacia della farmacovigilanza, sta sbilanciando la valutazione dei rischi e benefici dei vaccini rispetto alla malattia. Infatti, nel caso della morte in soggetti positivi al tampone, la causa di morte viene attribuita al virus anche se ci sono altre cause come quelle che abbiamo menzionato.

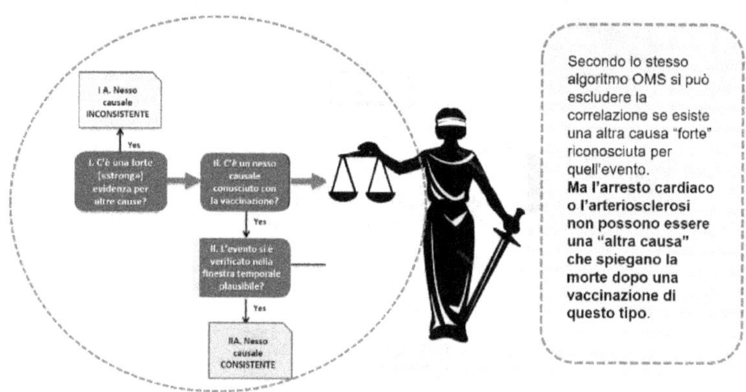

A questo proposito vale la pena sottolineare come sia difficile eliminare l'ipotesi che quando si concluda "nessuna correlazione" su pochi casi si faccia una operazione scientificamente dubbia, a dir poco. Nello studio di vigilanza attiva della Pfizer (Thomas *et al.*, 2021), su circa 22.000 vaccinati (Pfizer), in 6 mesi dopo il "vaccino" sono morti 2 vaccinati per "arteriosclerosi" e 4 per "arresto cardiaco", 1 nel gruppo trattato con placebo con le stesse diciamo "diagnosi". Gli sperimentatori della Pfizer hanno dichiarato che non c'era nessuna correlazione con la vaccinazione e che gli eventi mortali per tutte le cause sarebbero comunque "bilanciati" tra vaccino e placebo (15 contro 14).

Certo, in generale questo bilancio può sembrare vero, assumendo che tutti i casi siano stati veramente riportati. Ma ad una valutazione scientificamente critica (è permessa la critica nella scienza?) sorgono grossi dubbi. All'epidemiologo sorge un dubbio, se la differenza tra 2 e 0 (arteriosclerosi) o tra 4 e 1 (arresto cardiaco) possa essere trascurata. Al patologo sorgono due dubbi: 1) come si possano considerare due persone come morte di "arteriosclerosi", visto che questa è una malattia cronica compatibile con lunga vita salvo complicazioni ischemiche o emorragiche che sarebbero facilmente riconosciute all'autopsia e quindi computate come tali; 2) come si possa escludere che 4 "arresti cardiaci" (termine del tutto ovvio per un morto visto che nessun morto ha il cuore che pulsa e che indica sostanzialmente fibrillazione ventricolare o più probabilmente mancata diagnosi) siano correlati con l'inoculo di mRNA di una proteina che può provocare miocardite e quindi disturbo della conduzione elettrica cardiaca.

Secondo lo stesso algoritmo OMS si può escludere la correlazione se esiste una altra causa "forte" riconosciuta per quell'evento. *Ma l'arresto cardiaco o l'arteriosclerosi non possono essere una "altra causa" che spiegano la morte dopo una vaccinazione di questo tipo.* E se non si trova la causa, non si può assolvere il prodotto iniettato. Se da 3 a 5 morti su 22.000 fossero correlati al mRNA iniettato, si potrebbe trattare di 3.000

o 5.000 morti di "arteriosclerosi" e/o "arresto cardiaco" ogni 22 milioni di vaccinati.

Queste considerazioni sono importanti e devono essere conosciute dai decisori in sanità perché influiscono sul rapporto rischi-benefici e sulle valutazioni delle cause di singoli eventi avversi gravi. In questa sede sono importanti ma non determinanti, perché va ribadito che il punto fondamentale riguarda il rischio di eventi avversi gravissimi, anche rari e che potrebbero interessare anche un piccolo numero di persone "sfortunate" a seguito di un eventuale obbligo vaccinale (o ricatto vaccinale, pena l'esclusione sociale).

La concreta possibilità che eventi fatali possano determinarsi a seguito dell'imposizione di un trattamento sanitario porrebbe l'attuale normativa in contrasto con la già consolidata giurisprudenza della Corte costituzionale (sentenze n. 258 del 1994, n. 307 del 1990 e 107 del 2012) oltre che, ovviamente, con l'art 32 che recita: «*La legge non può in nessun caso violare i limiti imposti dal rispetto della persona umana*».

Questo aspetto è fondamentale nel momento in cui sussistano dubbi sulla legittimità costituzionale di un provvedimento che impone un trattamento sanitario con prodotti poco sicuri. Pertanto, senza entrare nel merito della evidente non correttezza del rilievo che la salute collettiva prevale su quella del singolo, che emerge dalle parole della relazione illustrativa citata, manca con riferimento alla vaccinazione anti COVID-19 il requisito relativo al fatto che non possa mai essere postulato il sacrificio della persona umana "a beneficio della collettività".

4. Considerazioni conclusive

I dati qui presentati rappresentano una realtà drammatica, che evidenzia alti rischi di morte e invalidità permanente corre-

lati alla somministrazione di questi nuovi vaccini. Le carenze del sistema di farmacovigilanza italiano sopra evidenziate (spontaneità e inefficienza delle segnalazioni, errata esclusione della responsabilità dei vaccini come con-cause) e il *chiarimento* dei meccanismi d'azione delle "spike" vaccinali rendono la realtà ancora più preoccupante.

Tutti i dati diretti derivanti dai sistemi di sorveglianza anche internazionali indicano che rischi di eventi avversi gravissimi e fatali sono concreti e attuali. Tali rischi potrebbero essere accettabili nell'ambito di una valutazione del rapporto rischi/benefici per alcune categorie e fasce di età di pazienti "fragili" e di una scelta individuale, laddove l'eventualità della malattia COVID-19 fosse ritenuta un evento probabile e grave per il soggetto interessato. *D'altra parte, il rischio di eventi avversi gravi e gravissimi è di entità tale da ritenerlo inaccettabile nell'ambito di una misura IMPOSTA dallo Stato, viepiù nel caso dei vaccini anti-COVID-19 che non sono in grado di impedire la trasmissione del virus SARS-CoV-2.*

Sintesi - Articolo 32

1. **L'introduzione dell'obbligo vaccinale è in grado di tutelare la salute della «collettività»?** ***NO!***

- I «vaccini» anti-COVID-19 hanno efficienza breve (pochi mesi e decrescente con le varianti da loro stessi favorite), **non impediscono l'infezione e la circolazione del virus** e non generano l'effetto gregge. Tale inefficienza (inattesa al momento dell'autorizzazione **condizionata**) fa mancare quel beneficio fondamentale per la **collettività**, che ai sensi dell'art. 32 e successivi pronunciamenti della Corte Costituzionale è ritenuto necessario per imporre un trattamento sanitario obbligatorio.
- E' molto probabile che il «passaporto verde» di 9 mesi abbia **favorito le infezioni generando false sicurezze** ed è molto probabile che quello di 6 mesi faccia lo stesso in presenza di una variante insensibile al «vaccino».
- Laddove i DL sul «passaporto vaccinale verde» (DL 44/21 e DL 172/21) **affermano che l'obbligo serve a «per la prevenzione dell'infezione da SARS-CoV-2» fanno riferimento ad un dato scientifico sbagliato** e quindi non rispettano l'articolo 32.

Bisogna ribadire con la massima chiarezza logica e scientifica che la questione dell'obbligo di trattamento sanitario (e del connesso "green pass") va completamente distinta dalla questione del beneficio dei vaccini per il singolo vaccinato.

Il cittadino che intende vaccinarsi può farlo. È un suo DIRITTO garantito dalla Costituzione, a spese dello Stato e molto probabilmente ne trae qualche beneficio personale per qualche mese (non sappiamo a lunga scadenza con ripetuti inoculi). La persona decide di rischiare "più il vaccino rispetto alla malattia": ciò è legittimo ed anche giustificabile, soprattutto se la persona è portatrice di fragilità costitutive, se si pensa che il rischio di infezione sia alto e la malattia sia incurabile. *Il vaccinato in cui il vaccino funziona non ha da temere nulla dal non vaccinato, anzi casomai è il non vaccinato a dover temere dal vaccinato, perché costui o costei può essere un portatore asintomatico.* Il vaccinato, in cui il vaccino non funziona e purtroppo si infetta, non ha da incolpare nessuno, se non il virus, chi lo ha inventato (se è un prodotto di laboratorio come ancora non è stato escluso) e il vaccino che non funziona.

Il punto che deve essere chiaro – e qui ci aiuta la scienza – è che i vaccini anti COVID-19 sono strumenti potenzialmente *utili* al singolo, ma non c'è evidenza che siano *necessari* alla collettività. Il beneficio che un cittadino può trarre dalla immunizzazione deve far parte della corretta informazione e raccomandazione, ma l'eventuale obbligo vaccinale deve poggiare solo su evidenze rigorose *di interesse per la collettività e di assenza di rischio concreto e attuale di eventi avversi irreparabili.* Purtroppo, questi requisiti non sussistono.

Sintesi- Articolo 32

*2. **Si prevede che il trattamento obbligatorio** non incida negativamente sullo stato di salute **di colui che è obbligato, salvo che per quelle sole conseguenze che appaiano normali e, pertanto, tollerabili?** NO!*

- La quantità di eventi avversi gravi e decessi causati dai «vaccini» anti-COVID-19 è **incerta per l'inefficienza dei sistemi di farmacovigilanza passiva** e per applicazioni improprie dell'algoritmo OMS per la valutazione della **«correlazione»**. Comunque il **rischio accertato è incomparabilmente superiore a quello dei vaccini finora conosciuti.**
- I trattamenti sanitari che causano effetti avversi così gravi devono essere valutati **individualmente** e non possono essere applicati **senza il consenso dell'interessato o con un consenso estorto col ricatto,** pena la violazione dell'articolo 32 laddove recita che **«La legge non può in nessun caso violare i limiti imposti dal rispetto della persona umana».**

In termini più semplici, non è consentito sacrificare una singola persona umana per l'interesse degli altri. *I "sacrifici umani" per intervento della Stato non sono consentiti dalla nostra carta costituzionale*. O meglio, il sacrificio sarebbe consentito, ma solo se volontario. A questo non si può derogare, pena il crollo dei capisaldi della civiltà.

Non è accettabile in alcun modo che si sia obbligati o ricattati a farsi iniettare un prodotto sperimentale in cui non si ha fiducia, sia perché non serve alla collettività sia perché espone a un rischio grave che ai sensi dell'articolo 32 una persona ha il diritto di rifiutare.

Bibliografia

Alexander, P.E., Armstrong, R., Fareed, G., Lotus, J., Oskoui, R., Prodromos, C., Risch, H.A., Tenenbaum, H.C., Wax, C.M., Dara, P., et al. (2021). Early multidrug treatment of SARS-CoV-2 infection (COVID-19) and reduced mortality among nursing home (or outpatient/ambulatory) residents. Med Hypotheses 153, 110622. 10.1016/j.mehy.2021.110622.

Alunno, A., Najm, A., Mariette, X., De Marco, G., Emmel, J., Mason, L., McGonagle, D.G., and Machado, P.M. (2021). Immunomodulatory therapies for the treatment of SARS-CoV-2 infection: an update of the systematic literature review to inform EULAR points to consider. RMD Open 7. 10.1136/rmdopen-2021-001899.

Anand, P., and Stahel, V.P. (2021). Review the safety of Covid-19 mRNA vaccines: a review. Patient. Saf Surg 15, 20. 10.1186/s13037-021-00291-9 [pii];291 [pii];10.1186/s13037-021-00291-9 [doi].

Azzi, L., Dalla Gasperina, D., Veronesi, G., Shallak, M., Ietto, G., Iovino, D., Baj, A., Gianfagna, F., Maurino, V., Focosi, D., et al. (2021). Mucosal immune response in BNT162b2 COVID-19 vaccine recipients. EBioMedicine 75, 103788. 10.1016/j.ebiom.2021.103788.

Bellavite, P. (2017). Vaccini si, obblighi no (Edizioni Libreria Cortina).

Bellavite, P. (2020). Causality assessment of adverse events following immunization: the problem of multifactorial pathology. F1000Res 9, 170. 10.12688/f1000research.22600.1 [doi].

Bellavite, P. (2021a). Renin-Angiotensin System, SARS-CoV-2 and Hypotheses about Adverse Effects Following Vaccination. EC Pharmacology and Toxicology 9, 1-10. 10.31080/ecpt.2021.09.00592.

Bellavite, P. (2021b). Renin-Angiotensin System, SARS-CoV-2 and Hypotheses about Some Adverse Effects Following Vaccination. SSRN- Preprints abstract_id=3781903.

Bellavite, P., and Donzelli, A. (2020). Adverse events following measles-mumps-rubella-varicella vaccine: an independent perspective on Italian pharmacovigilance data. F1000Res 9, 1176. 10.12688/f1000research.26523.2 [doi].

Bertolini, A., van de Peppel, I.P., Bodewes, F.A.J.A., Moshage, H., Fantin, A., Farinati, F., Fiorotto, R., Jonker, J.W., Strazzabosco, M., Verkade, H.J., and Peserico, G. (2020). Abnormal Liver Function Tests in Patients With COVID-19: Relevance and Potential Pathogenesis. Hepatology 72, 1864-1872. HEP31480 [pii];10.1002/hep.31480 [doi].

Bikdeli, B., Madhavan, M.V., Jimenez, D., Chuich, T., Dreyfus, I., Driggin, E., Nigoghossian, C., Ageno, W., Madjid, M., Guo, Y., et al. (2020). COVID-19 and Thrombotic or Thromboembolic Disease: Implications for Prevention, Antithrombotic Therapy, and Follow-Up: JACC State-of-the-Art Review. J Am Coll Cardiol 75, 2950-2973. 10.1016/j.jacc.2020.04.031.

Brazete, C., Aguiar, A., Furtado, I., and Duarte, R. (2021). Thrombotic events and COVID-19 vaccines. Int J Tuberc Lung Dis 25, 701-707. 10.5588/ijtld.21.0298.

Chen, P.W., Tsai, Z.Y., Chao, T.H., Li, Y.H., Hou, C.J., and Liu, P.Y. (2021). Addressing Vaccine-Induced Immune Thrombotic Thrombocytopenia (VITT) Following COVID-19 Vaccination: A Mini-Review of Practical Strategies. Acta Cardiol Sin 37, 355-364. 10.6515/ACS.202107_37(4).20210628A.

Chua, G.T., Kwan, M.Y.W., Chui, C.S.L., Smith, R.D., Cheung, E.C., Tian, T., Leung, M.T.Y., Tsao, S.S.L., Kan, E., Ng, W.K.C., et al. (2021). Epidemiology of Acute Myocarditis/Pericarditis in Hong Kong Adolescents Following Comirnaty Vaccination. Clin Infect Dis. 10.1093/cid/ciab989.

Cognetti, J.S., and Miller, B.L. (2021). Monitoring Serum Spike Protein with Disposable Photonic Biosensors Following SARS-CoV-2 Vaccination. Sensors (Basel) 21. 10.3390/s21175857.

Consolaro, E., Suter, F., Rubis, N., Pedroni, S., Moroni, C., Pastò, E., Paganini, M.V., Pravettoni, G., Cantarelli, U., Perico, N., et al. (2021). A home-treatment algorithm based on anti-inflammatory drugs to prevent hospitalization of patients with early COVID-19: a matched-cohort study (Cover 2). MedRxiv https://doi.org/10.1101/2021.09.29.21264298. doi: https://doi.org/10.1101/2021.09.29.21264298.

Doshi, P. (2020). Will covid-19 vaccines save lives? Current trials aren't designed to tell us. BMJ 371, m4037. 10.1136/bmj.m4037.

Doshi, P. (2021). Covid-19 vaccines: In the rush for regulatory approval, do we need more data? BMJ 373, n1244. 10.1136/bmj.n1244.

Dotan, A., Muller, S., Kanduc, D., David, P., Halpert, G., and Shoenfeld, Y. (2021). The SARS-CoV-2 as an instrumental trigger of autoimmunity. Autoimmun Rev 20, 102792. 10.1016/j.autrev.2021.102792.

El Sahly, H.M., Baden, L.R., Essink, B., Doblecki-Lewis, S., Martin, J.M., Anderson, E.J., Campbell, T.B., Clark, J., Jackson, L.A., Fichtenbaum, C.J., et al. (2021). Efficacy of the mRNA-1273 SARS-CoV-2 Vaccine at Completion of Blinded Phase. N Engl J Med 385, 1774-1785. 10.1056/NEJMoa2113017.

Fazio, S., Affuso, F., and Bellavite, P. (2022). A Review of the Potential Roles of Antioxidant and Anti-Inflammatory Pharmacological Approaches for the Management of Mild-to-Moderate Symptomatic COVID-19. Med Sci Monit 28, e936292. 10.12659/MSM.936292.

Fazio, S., Bellavite, P., Zanolin, E., McCullough, P.A., Pandolfi, S., and Affuso, F. (2021). Retrospective Study of Outcomes and Hospitalization Rates of Patients in Italy with a Confirmed Diagnosis of Early COVID-19 and Treated at Home Within 3 Days or After 3 Days of Symptom Onset with Prescribed and Non-Prescribed Treatments Between November 2020 and August 2021. Med Sci Monit 27, e935379. 10.12659/MSM.935379.

Friedman, A. (2021). Vaccine mandates. Unscientific, divisive, and enormously costly. Brownstone Institute. Brownstone Institute.

Jacobson Vann, J.C., Jacobson, R.M., Coyne-Beasley, T., Asafu-Adjei, J.K., and Szilagyi, P.G. (2018). Patient reminder and recall interventions to improve immunization rates. Cochrane. Database. Syst. Rev 1, CD003941. 10.1002/14651858.CD003941.pub3 [doi].

Karlstad, O., Hovi, P., Husby, A., Harkanen, T., Selmer, R.M., Pihlstrom, N., Hansen, J.V., Nohynek, H., Gunnes, N., Sundstrom, A., et al. (2022). SARS-CoV-2 Vaccination and Myocarditis in a Nordic Cohort Study of 23 Million Residents. JAMA Cardiol. 10.1001/jamacardio.2022.0583.

Kostoff, R.N., Kanduc, D., Porter, A.L., Shoenfeld, Y., Calina, D., Briggs, M.B., Spandidos, D.A., and Tsatsakis, A. (2020). Vaccine- and natural infection-induced mechanisms that could modulate vaccine safety. Toxicol Rep 7, 1448-1458. 10.1016/j.toxrep.2020.10.016.

Kow, C.S., Ramachandram, D.S., and Hasan, S.S. (2022). The use of neutralizing monoclonal antibodies and risk of hospital admission and mortality in patients with COVID-19: a systematic review and meta-analysis of randomized trials. Immunopharmacol Immunotoxicol 44, 28-34. 10.1080/08923973.2021.1993894.

Lin, W.T., Hung, S.H., Lai, C.C., Wang, C.Y., and Chen, C.H. (2022). The impact of neutralizing monoclonal antibodies on the outcomes of COVID-19 outpatients: A systematic review and meta-analysis of randomized controlled trials. J Med Virol. 10.1002/jmv.27623.

Luo, C.H., Morris, C.P., Sachithanandham, J., Amadi, A., Gaston, D.C., Li, M., Swanson, N.J., Schwartz, M., Klein, E.Y., Pekosz, A., and Mostafa, H.H. (2021). Infection with the SARS-CoV-2 Delta Variant is Associated with Higher Recovery of Infectious Virus Compared to the Alpha Variant in both Unvaccinated and Vaccinated Individuals. Clin Infect Dis. 10.1093/cid/ciab986.

Marin-Duenas, I., Vega, J., Carrillo-Ng, H., Veramendi-Schult, I., Zavaleta-Alva, R., Vasquez-Elera, L., Gonzales-Soler, Z., Agurto, H.S., Tarrillo-Purisaca, J., Garavito-Renteria, J., and Lozano-Miranda, A. (2021). Alteration in liver function tests among patients hospitalized for COVID-19: a multicentric study in Peru. Rev Gastroenterol Peru 41, 86-93.

Mathioudakis, A.G., Ghrew, M., Ustianowski, A., Ahmad, S., Borrow, R., Papavasileiou, L.P., Petrakis, D., and Bakerly, N.D. (2021). Self-Reported Real-World Safety and Reactogenicity of COVID-19 Vaccines: A Vaccine Recipient Survey. Life (Basel) 11. life11030249 [pii];life-11-00249 [pii];10.3390/life11030249 [doi].

McCullough, P.A. (2020). Favipiravir and the Need for Early Ambulatory Treatment of SARS-CoV-2 Infection (COVID-19). Antimicrob Agents Chemother 64. 10.1128/AAC.02017-20.

McCullough, P.A., Alexander, P.E., Armstrong, R., Arvinte, C., Bain, A.F., Bartlett, R.P., Berkowitz, R.L., Berry, A.C., Borody, T.J., Brewer, J.H., et al. (2020). Multifaceted highly targeted sequential multidrug treatment of early ambulatory high-risk SARS-CoV-2 infection (COVID-19). Rev Cardiovasc Med 21, 517-530. 10.31083/j.rcm.2020.04.264.

McCullough, P.A., Kelly, R.J., Ruocco, G., Lerma, E., Tumlin, J., Wheelan, K.R., Katz, N., Lepor, N.E., Vijay, K., Carter, H., et al. (2021). Pathophysiological Basis and Rationale for Early Outpatient Treatment of SARS-CoV-2 (COVID-19) Infection. Am J Med 134, 16-22. 10.1016/j.amjmed.2020.07.003.

Muller, M., Volzke, J., Subin, B., Muller, S., Sombetzki, M., Reisinger, E.C., and Muller-Hilke, B. (2022). Single-dose SARS-CoV-2 vaccinations with either BNT162b2 or AZD1222 induce disparate Th1 responses and IgA production. BMC Med 20, 29. 10.1186/s12916-022-02240-4.

Ogata, A.F., Cheng, C.A., Desjardins, M., Senussi, Y., Sherman, A.C., Powell, M., Novack, L., Von, S., Li, X., Baden, L.R., and Walt, D.R. (2021). Circulating SARS-CoV-2 Vaccine Antigen Detected in the Plasma of mRNA-1273 Vaccine Recipients. Clin Infect Dis. 10.1093/cid/ciab465.

Okoli, G.N., Rabbani, R., Al-Juboori, A., Copstein, L., Askin, N., and Abou-Setta, A.M. (2022). Antiviral drugs for coronavirus disease 2019 (COVID-19): a systematic review with network meta-analysis. Expert Rev Anti Infect Ther 20, 267-278. 10.1080/14787210.2021.1961579.

Perez, Y., Levy, E.R., Joshi, A.Y., Virk, A., Rodriguez-Porcel, M., Johnson, M., Roellinger, D., Vanichkachorn, G., Huskins, W.C., and Swift, M.D. (2021). Myocarditis Following COVID-19 mRNA Vaccine: A Case Series and Incidence Rate Determination. Clin Infect Dis. 10.1093/cid/ciab926.

Piano, S., Dalbeni, A., Vettore, E., Benfaremo, D., Mattioli, M., Gambino, C.G., Framba, V., Cerruti, L., Mantovani, A., Martini, A., et al. (2020). Abnormal liver function tests predict transfer to intensive care unit and death in COVID-19. Liver Int 40, 2394-2406. LIV14565 [pii];10.1111/liv.14565 [doi].

Platton, S., Bartlett, A., MacCallum, P., Makris, M., McDonald, V., Singh, D., Scully, M., and Pavord, S. (2021). Evaluation of laboratory assays for anti-Platelet Factor 4 antibodies after ChAdOx1 nCOV-19 vaccination. J Thromb. Haemost. 10.1111/jth.15362 [doi].

Polack, F.P., Thomas, S.J., Kitchin, N., Absalon, J., Gurtman, A., Lockhart, S., Perez, J.L., PÃ©rez, M.G., Moreira, E.D., Zerbini, C., et al. (2020). Safety and Efficacy of the BNT162b2 mRNA Covid-19 Vaccine. N. Engl. J Med 383, 2603-2615. NJ202012103832702 [pii];10.1056/NEJMoa2034577 [doi].

Puliyel, J., and Naik, P. (2018). Revised World Health Organization (WHO)'s causality assessment of adverse events following immunization-a critique. F1000Res 7, 243. 10.12688/f1000research.13694.2 [doi].

Rahman, M.M., Hasan, M., and Ahmed, A. (2021). Potential detrimental role of soluble ACE2 in severe COVID-19 comorbid patients. Rev. Med Virol. 10.1002/rmv.2213 [doi].

Ranjeva, S., Subramanian, R., Fang, V.J., Leung, G.M., Ip, D.K.M., Perera, R.A.P.M., Peiris, J.S.M., Cowling, B.J., and Cobey, S. (2019). Age-specific differences in the dynamics of protective immunity to influenza. Nat. Commun 10, 1660. 10.1038/s41467-019-09652-6 [doi];10.1038/s41467-019-09652-6 [pii].

Ravichandran R, M.S., Surapaneni KM, Sukumaran SK, Kamaraj D, Daivasuga SS, Ravi SOAS, Vijayaraghavalu S, Kumar RK (2021). Indomethacin Use for Mild & Moderate hospitalised Covid-19 patients: An open label randomized clinical trial. MedRxiv doi: https://doi.org/10.1101/2021.07.24.21261007. https://doi.org/10.1101/2021.07.24.21261007.

Ravichandran R, P.P., Vijayaragavan S, Kalavakollu RT, Gaidhane S, Kumar RK. (2020). Efficacy and safety of indomethacin in COVID-19 patients. MedRxiv https://doi.org/10.1101/2020.12.14.20245266. https://doi.org/10.1101/2020.12.14.20245266.

Segal, Y., and Shoenfeld, Y. (2018). Vaccine-induced autoimmunity: the role of molecular mimicry and immune crossreaction. Cell Mol. Immunol 15, 586-594. 10.1038/cmi.2017.151 [pii];10.1038/cmi.2017.151 [doi].

Seneff, S., Nigh, G., Kyriakopoulos, A.M., and McCullough, P.A. (2022). Innate immune suppression by SARS-CoV-2 mRNA vaccinations: The role of G-quadruplexes, exosomes, and MicroRNAs. Food Chem Toxicol, 113008. 10.1016/j.fct.2022.113008.

Sestili, P., and Fimognari, C. (2020). Paracetamol-Induced Glutathione Consumption: Is There a Link With Severe COVID-19 Illness? Front Pharmacol 11, 579944. 10.3389/fphar.2020.579944 [doi].

Sing, C.W., Tang, C.T.L., Chui, C.S.L., Fan, M., Lai, F.T.T., Li, X., Wan, E.Y.F., Wong, C.K.H., Chan, E.W.Y., Hung, I.F.N., et al. (2022). COVID-19 vaccines and risks of hematological abnormalities: Nested case-control and self-controlled case series study. Am J Hematol 97, 470-480. 10.1002/ajh.26478.

Singanayagam, A., Hakki, S., Dunning, J., Madon, K.J., Crone, M.A., Koycheva, A., Derqui-Fernandez, N., Barnett, J.L., Whitfield, M.G., Varro, R., et al. (2021). Community transmission and viral load kinetics of the SARS-CoV-2 delta (B.1.617.2) variant in vaccinated and unvaccinated individuals in the UK: a prospective, longitudinal, cohort study. Lancet Infect Dis. 10.1016/S1473-3099(21)00648-4.

Suter, F., Consolaro, E., Pedroni, S., Moroni, C., Pasto, E., Paganini, M.V., Pravettoni, G., Cantarelli, U., Rubis, N., Perico, N., et al. (2021). A simple, home-therapy algorithm to prevent hospitalisation for COVID-19 patients: A retrospective observational matched-cohort study. EClinicalMedicine 37, 100941. 10.1016/j.eclinm.2021.100941.

Suzuki, Y.J., and Gychka, S.G. (2021). SARS-CoV-2 Spike Protein Elicits Cell Signaling in Human Host Cells: Implications for Possible Consequences of COVID-19 Vaccines. Vaccines (Basel) 9. vaccines9010036 [pii];vaccines-09-00036 [pii];10.3390/vaccines9010036 [doi].

Thomas, S.J., Moreira, E.D., Jr., Kitchin, N., Absalon, J., Gurtman, A., Lockhart, S., Perez, J.L., Perez Marc, G., Polack, F.P., Zerbini, C., et al. (2021). Safety and Efficacy of the BNT162b2 mRNA Covid-19 Vaccine through 6 Months. N Engl J Med 385, 1761-1773. 10.1056/NEJMoa2110345.

Thompson, M.G., Burgess, J.L., Naleway, A.L., Tyner, H., Yoon, S.K., Meece, J., Olsho, L.E.W., Caban-Martinez, A.J., Fowlkes, A.L., Lutrick, K., et al. (2021). Prevention and Attenuation of Covid-19 with the BNT162b2 and mRNA-1273 Vaccines. N Engl J Med 385, 320-329. 10.1056/NEJMoa2107058.

Tiede, A., Sachs, U.J., Czwalinna, A., Werwitzke, S., Bikker, R., Krauss, J.K., Donnerstag, F.G., WeiÃŸenborn, K., HÃ¶glinger, G.U., Maasoumy, B., et al. (2021). Prothrombotic immune thrombocytopenia after COVID-19 vaccine. Blood. 475845 [pii];10.1182/blood.2021011958 [doi].

Verona, C.V.O.B.e. (2018). Alcune considerazioni e proposte sulle vaccinazioni.
http://www.odmbologna.it/ViewPost/Index/3895.

Xia, X. (2021). Domains and Functions of Spike Protein in Sars-Cov-2 in the Context of Vaccine Design. Viruses 13. v13010109 [pii];viruses-13-00109 [pii];10.3390/v13010109 [doi].

Zhang, S., Liu, Y., Wang, X., Yang, L., Li, H., Wang, Y., Liu, M., Zhao, X., Xie, Y., Yang, Y., et al. (2020). SARS-CoV-2 binds platelet ACE2 to enhance thrombosis in COVID-19. J Hematol. Oncol 13, 120. 10.1186/s13045-020-00954-7 [pii];954 [pii];10.1186/s13045-020-00954-7 [doi].

Capitolo 4

Vaccinazioni ed effetti avversi: Mortalità totale e reazioni avverse nella sorveglianza attiva e passiva

Alberto Donzelli

1. Mortalità da ogni causa o mortalità totale

Nel tracciare un bilancio tra rischi e benefici attesi dalle vaccinazioni anti COVID-19, il primo parametro da considerare è la mortalità rispetto all'insieme delle cause. La mortalità totale è un punto di osservazione a cui si dovrebbe sempre fare riferimento[1] perché

1. È *meno soggetta a errori* di codifica e imputazione *e/o a possibili manipolazioni* rispetto alla mortalità specifica (specie «da Covid-19»);
2. È *quanto conta di più per la gente*, se è aiutata a riflettere. Infatti, la maggior parte delle persone vuole

---

1 ISTAT-ISS. Impatto dell'epidemia COVID-19 sulla mortalità totale della popolazione residente. Anni 2020-2021 e gennaio 2022: «Le morti in eccesso sono una misura essenziale per monitorare l'impatto della pandemia sia a livello nazionale che tra paesi; questa stima dovrebbe affiancare sempre i dati sui casi di COVID-19 e sui decessi».

continuare a vivere (in salute), non «morire di qualunque cosa, purché non da Covid...»!

3. Consente di *razionalizzare* e dimensionare *rischi e timori*. Ad esempio: *ogni giorno* (senza pandemia) *muoiono in media quasi 1800 italiani*, di cui ~250 per conseguenze del *fumo di tabacco*, ~240 da *sedentarietà* (88.200 all'anno secondo l'ISS – *De Mei 2018 - Rapporto IstiSan 18/9*), oltre 170 per *inquinamento dell'aria*,[2] oltre 300 per inadeguato consumo di frutta fresca e secca oleosa, o per *mancato consumo di cereali integrali* (*Aune 2017; 2016a e b*).

Per valutare se un intervento sanitario modifichi la mortalità totale, gli studi più validi sono quelli randomizzati controllati (RCT, purché sufficientemente ampi, in doppio cieco, e idealmente "pragmatici", cioè senza criteri di esclusione dei partecipanti), in grado di rendere omogenee le popolazioni a confronto per tutte le caratteristiche, note e non (o non ancora) note in grado di influenzare l'esito da misurare. Ciò che varia tra i due bracci in questi RCT è solo l'intervento che si intende valutare, somministrato al braccio sperimentale del RCT, mentre al braccio di controllo si somministra un placebo, cioè una sostanza inerte che dovrebbe essere indistinguibile dal prodotto attivo sia per chi la somministra, sia per chi la riceve.

Nel caso dei vaccini a mRNA le due ricerche che più si avvicinano alle caratteristiche descritte sono i due grandi RCT registrativi su adulti dei vaccini *Pfizer* (Polack 2020) e *Moderna* (Baden 2020). L'informazione essenziale sul totale dei morti dopo circa 6 mesi dall'inizio dei RCT (e quando, con modifica del protocollo originario, il doppio cieco è stato in-

2 EEA (European Environment Agency). Air Quality in Europe Report No 09/2020.

credibilmente interrotto a circa 3 mesi e gran parte del gruppo di controllo ha ricevuto il vaccino) è fornita nei materiali supplementari del RCT di Moderna,[3] con 16 morti nel braccio "vaccino" e 16 in quello placebo. Per il RCT di Pfizer l'informazione è stata in seguito fornita dal produttore alla Food and Drug Administration (*FDA, Naik 2021*), che riporta *21 morti nel braccio con vaccino* e *17 in quello assegnato al placebo* in origine. La differenza non è significativa, ma la tendenza è a svantaggio dei vaccinati, e *non consente in alcun modo di affermare che questi vaccini abbiano prove da studi di alta validità di ridurre la mortalità* in popolazioni simili a quelle randomizzate. Inoltre, l'affermazione degli autori che «*none of the deaths were considered related to vaccination*» è altamente discutibile, «perché la randomizzazione dovrebbe assicurare la miglior confrontabilità tra i gruppi in studio e il controllo dei fattori di confondimento, e perciò far definire la relazione causale tra trattamenti ed effetti osservati» (*Rota, ISS 2015*), siano effetti favorevoli o avversi.

La credibilità dei risultati di questi RCT può essere oggetto di riflessione (Donzelli 2022). Infatti, entrambi presentano le caratteristiche associate in ricerche metaepidemiologiche con una esagerazione dei benefici e una sottorappresentazione degli effetti avversi:

- studi clinici *troncati rispetto a quanto stabilito nel protocollo*, con un numero di eventi tra 200 e 500, hanno mostrato una sopravvalutazione media dei benefici (rapporto dei rischi relativi 0,65; IC 95% 0,56-0,77) rispetto alle metanalisi di studi non troncati che affrontano lo stesso problema (Bassler 2010).

3 Cfr., Supplementary Appendix to El Sahly, et al. (2021), nejmoa2113017_appendix.pdf.

- Studi con *doppio cieco assente o poco chiaro* (rispetto a un vero doppio cieco) si associavano a un'esagerazione media del 13% per tutti i risultati e del 22% per i risultati soggettivi/misti, come sono nel ns caso i sintomi di Covid-19 (Savovic 2012).
- Studi con *legami finanziari con il produttore di un farmaco in studio da parte dei principali ricercatori* (il primo autore e l'ultimo, o ricercatore senior, di ogni articolo) hanno mostrato un'associazione con risultati mediamente più favorevoli al prodotto dello sponsor (odds ratio 3,57; IC 95% 1,7-7,7). (Ahn 2017)
- Studi con *sponsor commerciale*, rispetto a studi con sponsor pubblico o no profit, in una rassegna sistematica Cochrane (Lundh 2018) hanno presentato un'esagerazione dei benefici, RR +27% nei risultati e +34% nelle conclusioni, e una tendenza a sopravvalutare la sicurezza, RR +37%.

La credibilità dei risultati dei due RCT dovrebbe essere considerata con grande cautela per quanto riguarda i benefici dichiarati, come pure per le dichiarazioni sulla sicurezza. Invece il riscontro di un tendenziale aumento dei decessi nel braccio *vaccino* dovrebbe per paradosso essere considerata molto credibile, nel senso che sponsor e ricercatori con forti legami finanziari con gli stessi non avrebbero avuto alcun interesse ad amplificare gli effetti avversi riscontrati (semmai interesse a sminuirli).

Un'indicazione del fatto che tali *ritocchi* nella presentazione dei dati non siano solo possibilità teoriche si trova ad esempio nella pubblicazione di nuovi dati desecretati, per decisione di un tribunale USA, relativi al RCT Pfizer. I dati mostrano tra l'altro che le esclusioni dal RCT di pazienti "per deviazione dal protocollo" sono state 311 nel braccio *vaccino* e solo 61 in quello placebo. Tale sbilanciamento ha meno di una probabilità per milione di essere avvenuto per caso, e dà corpo al sospetto di interventi scorretti degli sperimentatori per favorire il risultato desiderato dallo sponsor (se ad esempio qualcuno nel braccio *vaccino* avesse preso la COVID-19 o avesse manifestato una reazione avversa grave, un espediente per non registrarlo poteva essere la sua rimozione per una dichiarata "violazione del protocollo". All'opposto, se qualcuno nel braccio placebo avesse avuto una violazione del protocollo, ma avesse contratto la COVID-19 o un evento avverso grave, potrebbe essere tenuto comunque nello studio.

NB: queste condotte non corrette avrebbero avuto modo di manifestarsi perché i dati desecretati hanno mostrato che sia gli infermieri vaccinatori, sia lo *study manager* e il ricercatore clinico associato in ogni sito non erano in cieco, come pure un team di ricercatori che includevano alcuni responsabili di rivedere gli eventi avversi e le deviazioni dal protocollo) (Guetzkow 2022).

La interruzione di fatto degli unici confronti davvero equi e validi nei due suddetti grandi RCT, che ha impedito di valutare efficacia e sicurezza di tali vaccini per un congruo lasso di tempo, non può essere ovviata da studi osservazionali di coorte, per quanto ben condotti. Ciò non riguarda solo i numerosi e spesso ineliminabili fattori di confondimento che gravano su studi osservazionali rispetto agli RCT, ma anche il fatto che la gran parte di questi studi ha un follow-up inadeguato, di mesi (talora solo di settimane), in grado nella migliore delle ipotesi di valutare gli esiti nel periodo della "luna di miele" con il vaccino, che si estende per i primi mesi dopo 14 giorni dall'effettuazione della 2a dose, quando l'efficacia è al massimo, anche nella protezione dall'infezione (e a maggior ragione da COVID-19 gravi). Il punto è che a distanza di pochi mesi per l'infezione e di più mesi per le forme gravi l'efficacia declina nel tempo, fino ad avere prove preliminari di una sua inversione/negativizzazione nel prevenire l'infezione.

2. Il Rapporto annuale AIFA "sicurezza vaccini anti Covid" rileva sospette reazioni avverse centinaia di volte inferiori alla sorveglianza attiva dei CDC USA

Il *Rapporto annuale AIFA sulla sicurezza dei vaccini anti COVID-19*, pubblicato il 9-2-2022,[4] riporta (al 26-12-2021) 109 segnalazioni di sospette reazioni avverse ogni 100.000 dosi somministrate, indipendentemente dal vaccino e dalla dose.

Il Rapporto mostra inoltre tassi di segnalazione inferiori dopo la 2a dose rispetto alla 1a, e ciò solleva già dubbi sull'attendibilità di queste segnalazioni, poiché il dato contrasta con i risultati ottenuti da studi clinici randomizzati e dai sistemi di sorveglianza attiva. Parla inoltre di segnalazioni per il 94,8% spontanee e le restanti derivanti da studi di vaccinovigilanza attiva.

Non è chiaro a quali studi di vaccinovigilanza attiva ci si riferisca e non si ritiene accettabile dal punto di vista metodologico computarne i risultati sommandoli a quelli di vaccinovigilanza passiva. Ciò, oltretutto, non consente di acquisire consapevolezza dell'enorme divario tra le due modalità di raccolta delle segnalazioni.

A tale proposito, gli estensori del Rapporto AIFA citano in 10 occasioni il sistema di sorveglianza attiva "v-safe", pubblicato dai CDC (*Centers for Disease Control and Prevention*) negli USA, accanto al più noto sistema di segnalazione spontanea VAERS (*Vaccine Adverse Event Reporting System*). Nonostan-

4 AIFA, Rapporto annuale sulla sicurezza dei vaccini anti-COVID-19, 27/12/2020 - 26/12/2021, https://www.aifa.gov.it/documents/20142/1315190/Rapporto_annuale_su_sicurezza_vaccini%20anti-COVID-19.pdf.

te ciò, il Rapporto AIFA non dà conto dell'enorme differenza tra le reazioni segnalate dai due sistemi.

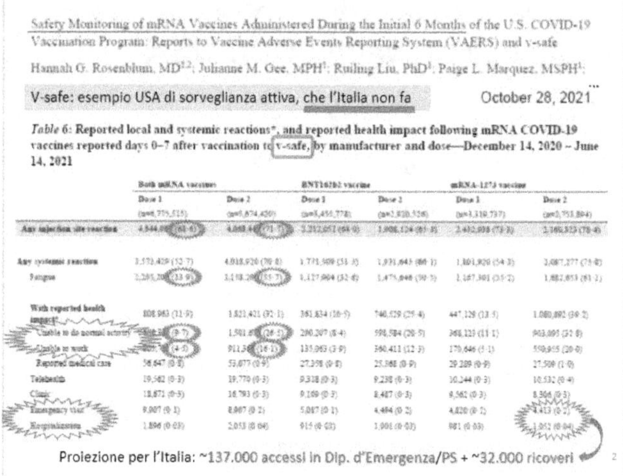

Safety Monitoring of mRNA Vaccines Administered During the Initial 6 Months of the U.S. COVID-19 Vaccination Program: Reports to Vaccine Adverse Events Reporting System (VAERS) and v-safe
Hannah G. Rosenblum, MD1,2; Julianne M. Gee, MPH1; Ruiling Liu, PhD1; Paige L. Marquez, MSPH1;
V-safe: esempio USA di sorveglianza attiva, che l'Italia non fa
October 28, 2021
Table 6: Reported local and systemic reactions*, and reported health impact following mRNA COVID-19 vaccines reported days 0–7 after vaccination to v-safe, by manufacturer and dose—December 14, 2020 – June 14, 2021
Both mRNA vaccines
BNT162b2 vaccine
mRNA-1273 vaccine
Dose 1
Dose 2
Any injection site reaction
Any systemic reaction
Fatigue
With reported health impact
Unable to do normal activity
Unable to work
Reported medical care
Telehealth
Clinic
Emergency visit
Hospitalization
Proiezione per l'Italia: ~137.000 accessi in Dip. d'Emergenza/PS + ~32.000 ricoveri

Pensiamo sia utile ricordare quanto emerge da v-safe, e traslare le relative percentuali di reazioni avverse registrate nei soggetti USA ≥16 anni sulla popolazione italiana ≥16 anni (Rosenblum et al. 2021).

Mentre il Rapporto annuale AIFA mostra una segnalazione di sospette reazioni avverse di 109 x 100.000 dosi somministrate, v-safe pubblicato il 28 ottobre '21 (Rosenblum et al. 2021, table 6) riporta per i 2 vaccini a mRNA, x 100.000 dosi somministrate:

- 68.600 reazioni dopo la 1° dose e
- 71.700 reazioni dopo la 2° dose.

Ne consegue che il Report AIFA riporta una frequenza di segnalazioni ~640 volte inferiore a v-safe (per chiarezza: la somma delle reazioni alla 1a e 2a dose diviso 2 = 70.150, che diviso per 109 dà ~644).

Si potrebbe supporre che tale incredibile divario riguardi solo reazioni lievi, di scarsa importanza, ma non è affatto così. Se infatti si considerano le reazioni gravi (*severe*), "con impatto sulla salute", la sottovalutazione per paradosso è ancora maggiore. Infatti, v-safe segnala l'11,9% di reazioni con impatto sulla salute dopo la 1a dose e 32,1% dopo la 2a, per un totale del 44% di reazioni con impatto sulla salute per vaccinato con ciclo di base, o, se si preferisce, del (44:2=) 22% di reazioni avverse *severe* x 100 dosi, cioè *22.000 reazioni severe x 100.000 dosi somministrate*. Ciò significa che *v-safe riporta ~1.250 volte più reazioni avverse tipicamente severe rispetto al Rapporto AIFA*.

In particolare, anche considerando *solo la 2° dose* dei vaccini Pfizer/Moderna, queste in v-safe si associano alle seguenti reazioni:

- incapace di svolgere le attività giornaliere: 26.500 x 100.000 seconde dosi
- incapaci di lavorare: 16.100 x 100.000 seconde dosi
- richiesta di assistenza medica: 900 x 100.000 seconde dosi
- ricovero ospedaliero: 36,2 x 100.000 seconde dosi.

Compiendo l'esercizio di proiettare le suddette frequenze percentuali su ~51 milioni di Italiani ≥16 anni, si ottengono queste associazioni:

- incapace di svolgere le attività giornaliere: ~1.351.500 soggetti
- incapaci di lavorare: ~8.211.000 soggetti
- richiesta di assistenza medica: ~459.000 soggetti
- ricovero ospedaliero: ~18.450 soggetti, che andrebbero per altro sommati agli altri ~14.280 ricoveri dopo la 1a dose, e a un numero ulteriore di ricoveri dopo la 3a.

Le somme con le reazioni avverse anche dopo la 1a e la 3a dose andrebbero naturalmente effettuate anche per le altre tipologie di reazioni avverse riportate.

2.1 Alcune osservazioni

1) L'autorizzazione condizionata imporrebbe un monitoraggio addizionale (triangolo nero), ma che cosa sta facendo l'AIFA per promuovere le segnalazioni? A maggior ragione

osservando il crollo dei tassi di segnalazione che mostrano i grafici dei successivi Rapporti AIFA, con il valore più basso proprio nel complessivo Rapporto Annuale?

2) La rappresentazione della sicurezza dei vaccini a mRNA offerta dal Rapporto annuale AIFA è verosimilmente ben lontana dalla realtà, con una sottostima di centinaia di volte le reazioni avverse associate (per verificarlo basta confrontare il dato sintetico AIFA "109 segnalazioni di sospette reazioni avverse ogni 100.000 dosi somministrate" con quello della table 6 di v. safe – Rosenblum et al. 2021).
3) La sorveglianza passiva non è assolutamente idonea a dare un'idea dell'impatto sulla salute associato, mentre può avere senso per l'individuazione di segnali di eventi rari che una sorveglianza attiva, basata su numeri necessariamente più limitati, potrebbe non intercettare.
4) Per avere una rappresentazione dell'impatto delle reazioni avverse associate sulla popolazione è indispensabile riferirsi a una *sorveglianza attiva*.
5) Il Ministero della Salute non ha mostrato sinora di avere attivato una sorveglianza attiva affidabile e credibile sulla popolazione.
6) Anche se si ritenesse che una sorveglianza attiva su un campione rappresentativo della popolazione italiana, stratificato anche per Regioni, sia costosa e richieda tempi di attivazione non brevi, nulla impedirebbe di attivare da subito un sistema a basso costo e già collaudato come il v-safe dei CDC.[5]

Qualcuno potrebbe dubitare che i dati di v-safe corrispondano a quelli della sorveglianza attiva attuata negli studi clinici

5 CDC, v-safe After Vaccination Health Checker, https://www.cdc.gov/coronavirus/2019-ncov/vaccines/safety/vsafe.html.

randomizzati controllati (RCT) registrativi dei vaccini a mRNA. Questo dubbio si supera osservando i dati con attenzione, in quanto i dati analitici di tale sorveglianza non sono riportati negli abstract, e solo in parte nel corpo degli articoli, ma è necessario andarli a cercare nei materiali supplementari resi disponibili sul web.

A titolo di esempio, si riporta quanto rilevato nel RCT del vaccino "Moderna" su adolescenti (Ali et al. 2021).

Nel gruppo placebo si sono documentati 4 (quattro!) casi di COVID-19 sintomatica (0,32% dei 1.243 partecipanti), diciamo pure «8» nel fare un confronto con il gruppo dei vaccinati (2.489), di numerosità doppia. In quest'ultimo, però, sommando le due dosi, si sono manifestate (2.482+2.478=)4.960 *reazioni avverse locali*, di cui (170+220=)*390 gravi, tutte da attribuire al vaccino*, senza dubbio, in quanto nessuna reazione locale nel punto di inoculo si può verificare in un gruppo placebo vero, nel quale non si verificasse alcun inoculo.

Nel gruppo dei vaccinati si sono inoltre registrate (1.701+2.134=)3.835 reazioni avverse *sistemiche*, di cui (46+340=)*386 gravi, queste ultime in gran parte da attribuire al vaccino*, e *3 molto gravi, tutte da vaccino*. L'immagine della bilancia consente una valutazione visiva comparativa.

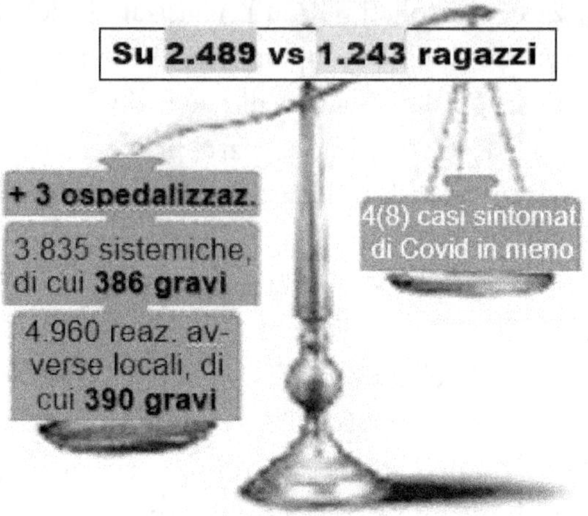

Si noti che a questi ragazzi si è anche preclusa un'infezione naturale con conseguenze quasi invariabilmente lievi (non risulta che alcuno nel gruppo placebo sia stato ricoverato) e il lascito di un'immunità più robusta e duratura di quella vaccinale, allo stato delle conoscenze, con ricadute positive anche sulla "circolazione del virus" in comunità.

Bibliografia

Ahn, R., Woodbridge, A., Abraham, A., et al. (2017). Financial Ties of Principal Investigators and Randomized Controlled Trial Outcomes: Cross Sectional Study. BMJ 2017;356:i6770. doi: https://doi.org/10.1136/bmj.i6770.

Ali, K., Berman, G., Zhou, H., Deng, W., Faughnan, V., Coronado-Voges, M., Ding, B., Dooley, J., Girard, B., Hillebrand, W., Pajon, R., Miller, J. M., Leav, B., & McPhee, R. (2021). Evaluation of mRNA-1273 SARS-CoV-2 Vaccine in Adolescents. The New England journal of medicine, 385(24), 2241–2251. https://doi.org/10.1056/NEJMoa2109522.

Aune, D., Giovannucci, E., Boffetta, P. et al. (2017). Fruit and Vegetable Intake and the Risk of Cardiovascular Disease, Total Cancer and All-Cause Mortality – A Systematic Review and Dose-Response Meta-Analysis of Prospective Studies. Int J Epidemiol. 2017 Jun 1;46(3):1029-1056. doi: 10.1093/ije/dyw319. PMID: 28338764; PMCID: PMC5837313.

Aune, D., Keum, N., Giovannucci, E. et al. (2016). Nut Consumption and Risk of Cardiovascular Disease, Total Cancer, All-Cause and Cause-Specific Mortality: A Systematic Review and Dose-Response Meta-Analysis of Prospective Studies. BMC Med 2016a;14(1):207. https://doi.org/10.1186/s12916-016-0730-3.

Aune, D., Keum, N., Giovannucci, E., et al. (2016). Whole Grain Consumption and Risk of Cardiovascular Disease, Cancer, and All Cause and Cause Specific Mortality: Systematic Review and Dose-Response Meta-Analysis of Prospective Studies. BMJ 2016b;353:i2716. Doi: https://doi.org/10.1136/bmj.i2716.

Baden, L.R., et al. (2020). Efficacy and Safety of the mRNA-1273 SARS-CoV-2 Vaccine. New Engl J Med 2020; 4;384(5):403-416. Doi: 10.1056/NEJMoa2035389.

Bassler, D., Briel, M., Montori, V.M., et al. (2010) Stopping Randomized Trials Early for Benefit and Estimation of Treatment Effect: Systematic Review and Meta-regression Analysis. JAMA 2010;303(12):1180-87.

Donzelli, A., et al. (2022). Can We Trust Trials with Such Features? Epidemiol Prev 2021; 46 (1), gennaio-febbraio 2022.

Lundh, A., Lexchin, J., Mintzes, B., Schroll, J.B., Bero, L. (2018). Industry Sponsorship and Research Outcome: Systematic Review with Meta-Analysis. Intensive Care Med 2018;44:1603-12.

Naik, R. (2021). Summary Basis for Regulatory Action (della FDA per Comirnaty) (v. pag. 23, 2° capoverso). 11/8/2021; https://www.fda.gov/media/151733/download.

Polack, F.P., et al. (2020). Safety and Efficacy of the BNT162b2 mRNA Covid-19 Vaccine. New Engl J Med 2020; N Engl J Med 2020; 383:2603-15 DOI: 10.1056/NEJMoa2034577.

Rota, M.C., et al. (2015). Istituto Superiore di Sanità 2015, iii, 63 p. Rapporti ISTISAN 15/12.

El Sahly, H.M., Baden, L.R., Essink, B., et al. (2021). Efficacy of the mRNA-1273 SARS-CoV-2 Vaccine at Completion of Blinded Phase. N Engl J Med 2021;385:1774-85. Doi: 10.1056/NEJMoa2113017.

Rosenblum, H. G., Gee, J. M., Liu, R., Marquez, P. L., Zhang, B., Strid, P., Abara, W. E., McNeil, M. M., Myers, T. R., Hause, A. M., Su, J. R., Baer, B., Menschik, D., Markowitz, L. E., Shimabukuro, T. T., Shay, D. K. (2021). Safety Monitoring of mRNA Vaccines Administered During the Initial 6 Months of the U.S. COVID-19 Vaccination Program: Reports to Vaccine Adverse Events Reporting System (VAERS) and v-safe. medRxiv 2021.10.26.21265261; doi: https://doi.org/10.1101/2021.10.26.21265261. Now published in The Lancet Infectious Diseases doi: 10.1016/S1473-3099(22)00054-8.

Savovic, J., Jones, H.E., Altman, D.G., et al. (2012). Influence of Reported Study Design Characteristics on Intervention. Effect Estimates from Randomized, Controlled Trials. Ann Intern Med 2012;157:429-38

Capitolo 5

Vaccini e tamponi: chi rischia cosa?

Marco Cosentino

Premessa

La certificazione verde COVID-19 (c.d. Green Pass, GP) viene motivata «al fine di tutelare la salute pubblica e mantenere adeguate condizioni di sicurezza», tant'è che anche il titolo del DL n. 127/21 asserisce che l'atto contiene «misure urgenti per assicurare lo svolgimento in sicurezza del lavoro».[1] Con il DL 172/21, recante misure urgenti per il contenimento dell'epidemia da COVID-19 e per lo svolgimento in sicurezza delle attività economiche e sociali, l'uso del GP viene esteso e

1 LEGGE 19 novembre 2021, n. 165 - Conversione in legge, con modificazioni, del decreto-legge 21 settembre 2021, n. 127, recante misure urgenti per assicurare lo svolgimento in sicurezza del lavoro pubblico e privato mediante l'estensione dell'ambito applicativo della certificazione verde COVID-19 e il rafforzamento del sistema di screening. (21G00182) (GU Serie Generale n.277 del 20-11-2021) - https://www.gazzettaufficiale.it/eli/id/2021/11/20/21G00182/sg (consultata in data 1 maggio 2022).

viene introdotto l'obbligo vaccinale per categorie a contatto con il pubblico.[2]

Tutti questi provvedimenti si fondano sull'assunto che la non contagiosità sia garantita dalle tre condizioni che consentono la concessione del GP, ovvero:

- aver completato un ciclo vaccinale,
- esser guariti da COVID-19,
- essersi sottoposti nelle precedenti 48 ore a un tampone per la ricerca di SARS-CoV-2 con esito negativo.

Vedremo qui di seguito che l'unica condizione che ragionevolmente con buona probabilità indica la non contagiosità è l'aver eseguito un tampone con esito negativo. La guarigione da COVID-19 conferisce una buona protezione per molti mesi, probabilmente per oltre un anno e forse più, mentre il completamento di un ciclo vaccinale, richiamo compreso, riduce il rischio di contagiarsi e contagiare altri soltanto per alcune settimane. Ove dunque per ragioni di sicurezza e salute pubblica si voglia ridurre il rischio di contatto con individui potenzialmente contagiosi, la misura più efficace è l'esecuzione di tamponi, eventualmente ripetuti a distanza di qualche giorno. Vediamo perché.

2 LEGGE 21 gennaio 2022, n. 3 - Conversione in legge, con modificazioni, del decreto-legge 26 novembre 2021, n. 172, recante misure urgenti per il contenimento dell'epidemia da COVID-19 e per lo svolgimento in sicurezza delle attività economiche e sociali. (22G00006) (GU Serie Generale n.19 del 25-01-2022) - https://www.gazzettaufficiale.it/eli/id/2022/01/25/22G00006/sg (consultata in data 1 maggio 2022).

1. Sulla capacità di un test diagnostico di identificare l'assenza di contagio da SARS-CoV-2

Allo scopo di inquadrare l'utilità dei test diagnostici per l'identificazione del contagio da virus SARS-CoV-2 (c.d. tamponi), conviene richiamare alcuni riferimenti, in primo luogo la lista comune di test antigenici rapidi COVID-19 considerati appropriati per l'uso nel contesto delle situazioni descritte nella raccomandazione del Consiglio, predisposta dal *Health Security Committee* del Consiglio d'Europa in linea con le strategie di test dei vari paesi, che identifica i test antigenici rapidi che gli Stati membri possono riconoscere reciprocamente per le misure di sanità pubblica[3]. Secondo il documento, i requisiti minimi di prestazione dei test devono essere:

- *sensibilità* nelle valutazioni indipendenti dei partecipanti non selezionati, uguale o superiore al 90%;
- *specificità* superiore al 98%.

Si tenga presente che la *sensibilità* corrisponde alla proporzione dei soggetti realmente malati e positivi al test (veri positivi) rispetto all'intera popolazione dei malati[4], mentre la *specificità* è la probabilità di un risultato negativo in soggetti

---

3 European Commission, "EU health preparedness: A common list of COVID-19 rapid antigen tests; A common standardised set of data to be included in COVID-19 test result certificates; and A common list of COVID-19 laboratory based antigenic assays", Thirteenth update: 8 April 2022, https://ec.europa.eu/health/sites/default/files/preparedness_response/docs/covid-19_rat_common-list_en.pdf (consultata in data 1 maggio 2022).

4 Wikipedia, "Sensibilità (statistica)", https://it.wikipedia.org/wiki/Sensibilit%C3%A0_(statistica) (consultata in data 1 maggio 2022).

sicuramente sani, e si esprime come il rapporto fra i veri negativi e il totale dei sani.[5]

Quel che tuttavia ci dice la reale utilità diagnostica di un test sono il valore predittivo positivo (*positive predictive value*, PPV) e il valore predittivo negativo (*negative predictive value*, NPV). Il **PPV** è quota di soggetti veri positivi sul totale dei positivi (veri e falsi positivi), ovvero probabilità che un individuo abbia la condizione ricercata quando il test è positivo, mentre il **NPV** è la quota di soggetti veri negativi sul totale dei negativi (veri e falsi negativi), ovvero probabilità che un individuo NON abbia la condizione ricercata quando il test è negativo.[6]

Il valore predittivo di un qualsiasi test dipende dalla diffusione della condizione ricercata nella popolazione testata. Questo aspetto sfugge ai più, e anche molti, troppi medici non si rendono conto delle sue implicazioni.

Vediamo quali sono il PPV e il NPV per un test antigenico rapido SARS-CoV-2 che rispetti i parametri minimi di prestazione fissati dal documento del Consiglio d'Europa (sensibilità almeno 90% e specificità almeno 98%), ipotizzando una circolazione di SARS-CoV-2 dell'1% e poi del 3% e infine del 10%.

Il calcolo matematico presuppone alcuni passaggi complessi, ma è possibile ricorrere con piena fiducia a strumenti di calcolo sul web, come ad esempio: https://www.medcalc.org/calc/diagnostic_test.php.

Inserendo i valori di sensibilità (90%), specificità (98%) e diffusione del virus (1%) otteniamo:

---

5 Wikipedia, "Specificità", https://it.wikipedia.org/wiki/Specificit%C3%A0 (consultata in data 1 maggio 2022).

6 Wikipedia, "Predittività", https://it.wikipedia.org/wiki/Predittivit%C3%A0 (consultata in data 1 maggio 2022).

PPV = 31.25% (con intervallo di credibilità/confidenza al 95% di 30.22%-32.30%)
NPV = 99.90% (con intervallo di credibilità/confidenza al 95% di 99.88%-99.91%)

Questo significa che un responso di positività è con elevata probabilità (69%) falso (falso positivo) ma che un responso di negatività è con elevatissima probabilità (99,90%) vero (vero negativo). In altri termini, l'impiego di questi test diagnostici fornisce le proprie migliori prestazioni nella verifica di negatività.

Ripetiamo il calcolo per una circolazione di SARS-CoV-2 del 3%:

PPV = 58.19% (con intervallo di credibilità/confidenza al 95% di 57.08%-59.30%)
NPV = 99.69% (con intervallo di credibilità/confidenza al 95% di 99.65%-99.72%)

Un responso di positività è in tal caso falso con probabilità un po' minore (42%) (falso positivo) e un responso di negatività rimane con elevatissima probabilità (99,69%) vero (vero negativo).

Infine, ripetiamo il calcolo per una circolazione di SARS-CoV-2 del 10%:

PPV = 91.75% (con intervallo di credibilità/confidenza al 95% di 91.21%-92.26%)
NPV = 98.89% (con intervallo di credibilità/confidenza al 95% di 98.82%-98.95%)

Data l'elevata circolazione, si riduce moltissimo, in caso di positività, la probabilità di falso positivo (8%) ma un responso di negatività rimane sempre molto probabilmente vero (98,89%).

Una comune critica rivolta alla validità dei test antigenici è che molti di essi possano avere valori di sensibilità e specificità inferiori a quelli dichiarati. Ora, anche prescindendo dal fatto che una critica del genere implicitamente accusa lo *Health Security Committee* del Consiglio d'Europa di avallare nei propri documenti ufficiali dati non attendibili,[7] conviene comunque osservare come valori inferiori rispetto a quelli dichiarati di fatto non influenzino in alcun modo l'efficacia dei test antigenici rapidi nell'identificare i soggetti "veri negativi", così come indicato dal parametro NPV (*Negative Predictive Value*) qui sopra introdotto e discusso.

I principali studi che vengono di regola citati a tal proposito (Blairon et al., 2021; oppure Treggiari et al., 2021) riportano di regola valori più bassi di sensibilità, che – come detto – ha a che fare con la capacità del test di identificare i "veri positivi", e non influenza invece la capacità di identificare i "veri negativi". Ad esempio, una sensibilità del 70%, come quella riportata in alcuni studi, porta con una specificità al 98% e una circolazione virale dell'1%, ai valori seguenti:

7 European Commission, "EU health preparedness: A common list of COVID-19 rapid antigen tests; A common standardised set of data to be included in COVID-19 test result certificates; and A common list of COVID-19 laboratory based antigenic assays", cit.

PPV = 26.12% (con intervallo di credibilità/confidenza al 95% di 8.18%-58.38%)

NPV = 99.69% (con intervallo di credibilità/confidenza al 95% di 99.58%-99.77%)

In pratica, un responso positivo avrebbe bassa attendibilità mentre un responso negativo, che è quel che conta ai fini dell'accertamento della non contagiosità della persona, avrebbe il 99,7% di probabilità di essere un "vero negativo".

Anche ove – oltre alla sensibilità – pure la specificità fosse inferiore agli standard indicati, ad esempio ove assumesse il valore di 85% come in alcuni studi, nelle medesime condizioni dell'esempio precedente (sensibilità: 70%, circolazione virale: 1%) avremmo:

PPV = 4.50% (con intervallo di credibilità/confidenza al 95% di 2.82%-7.10%)

NPV = 99.64% (con intervallo di credibilità/confidenza al 95% di 99.52%-99.74%)

In queste condizioni, un responso positivo non avrebbe alcun significato mentre un responso negativo avrebbe ancora oltre il 99,6% di probabilità di essere un "vero negativo".

In conclusione, l'impiego dei test antigenici rapidi per identificare i soggetti negativi al contagio da SARS-CoV-2 garantisce sempre, anche in condizioni di sensibilità e specificità inferiori a quelle fissate e in linea di principio garantite dagli organismi regolatori, risultati eccellenti come apparirà ancor più chiaro dalle esemplificazioni fornite di seguito.

2. Sull'idoneità o meno del GP a costituire adeguata misura di tutela della salute pubblica

Ricordiamo ancora una volta che la certificazione verde (c.d. *green pass*) è concessa a fronte di:

- avvenuta vaccinazione contro il SARS-CoV-2
- guarigione dall'infezione da SARS-CoV-2, ovvero
- l'effettuazione di un test antigenico rapido o molecolare, quest'ultimo anche su campione salivare e nel rispetto dei criteri stabiliti con circolare del Ministero della salute, con esito negativo al virus SARS-CoV-2.

Vediamo di simulare nelle tabelle seguenti il numero di contagiati non identificati che ci possiamo aspettare in una popolazione di 100.000 persone completamente vaccinate, oppure guarite da SARS-CoV-2/COVID-19, oppure sottoposte a tampone antigenico rapido secondo le attuali procedure. A tal fine, considereremo i seguenti dati di sintesi desumibili dall'insieme dei principali studi attualmente disponibili:

- <u>vaccinati con ciclo completo</u>: entro i tre mesi dal completamento del ciclo vaccinale, i valori di rischio residuo di contagiarsi sono tra il 12% e il 40% dei non vaccinati. In questo periodo, inoltre, il miglior studio sul rischio della trasmissione di contagi suggerisce che esso possa essere a sua volta dimezzato: considereremo dunque potenzialmente contagiosa la metà dei contagiati. A sei mesi il rischio residuo di contagiarsi è del 41-57% e non vi è più alcun effetto del vaccino sul rischio di contagiare altri. A 12 mesi, infine, vi sono pochi dati validi ma è legittimo ipotizzare, almeno per i fini di questa simulazione, che il rischio residuo sia ormai non più differente da quello di chi non si sia vaccinato (Eyre et al., 2021; Harris et al., 2021; Shah et al.,2021; Singanayagam et al., 2021; Shamier et al, 2021);

- guariti: i principali studi disponibili indicano un rischio residuo di contagiarsi molto basso (3-5%) che potrebbe estendersi ben oltre i 12 mesi: considereremo dunque questi valori di rischio e riterremo per i fini di questa simulazione tutti i guariti contagiati come potenzialmente contagiosi (ipotesi conservativa) anche se non vi sono evidenze a riguardo ed è anzi verosimili che i contagiosi siano solo una frazione del totale (ad esempio: Pilz et al., 2021; Gallais et al., 2021; Gazit et al., 2021);
- non vaccinati sottoposti a tampone antigenico rapido: considereremo tutti i contagiati come potenzialmente contagiosi (ipotesi conservativa), sebbene sia stato riportato che i contagiati asintomatici contagino meno dei sintomatici, e stimeremo in che misura l'uso del tampone permetterà di identificare i positivi evitandone la libera circolazione.

Nella tabella seguente (Tabella 1) ipotizzeremo una circolazione del virus nella popolazione generale dell'1% (1.000 contagiati attesi per 100.000 persone in assenza di immunizzazione naturale o vaccinale), con caratteristiche ottimali di prestazione dei test antigenici rapidi (sensibilità = 90% e specificità = 98%).

Tabella 1. Previsione del numero di contagiati con SARS-CoV-2 potenzialmente contagiosi che non verrebbero identificati, in presenza di una diffusione del virus nella popolazione generale dell'1%, considerando un campione di 100.000 soggetti per ogni categoria.

Caratteristiche del test antigenico rapido: sensibilità = 90% e specificità = 98%.

Tempo trascorso da vaccinazione/guarigione	**3 mesi**	**6 mesi**	**12 mesi**
Vaccinati	60-200	410-570	1.000
Guariti	30-50		
Non vaccinati sottoposti a un tampone antigenico rapido con esito negativo	99 (i)		

Nota: (i) per quanto discusso in precedenza, in queste condizioni il NPV di un test antigenico rapido con sensibilità 90% e specificità 98% è in media del 99,9%, ovvero un soggetto con tampone negativo avrà il 99,9% di probabilità di essere un "vero negativo", e dunque su 99.000 negativi solo lo 0,1% (99) potrebbe essere un "falso negativo". I positivi identificati come "falsi negativi" sono circa il 10% del totale dei positivi, in accordo con Il valore del 90% di sensibilità del test (proporzione dei soggetti realmente malati e positivi al test (veri positivi) rispetto all'intera popolazione dei malati).

Va considerato che la simulazione si riferisce all'ipotesi più semplice che riguarda l'esecuzione di un solo test antigenico rapido. Se tuttavia si ipotizza di eseguire un secondo test antigenico a distanza di due-tre giorni, la probabilità di "falso negativo", che a causa della sensibilità del 90% è del 10%, diviene 10% x 10% = 1%, così che i "falsi negativi" residui da 99 scendono a un decimo, ovvero 9-10. Facile concludere come in tal modo rapidamente i "falsi negativi" si riducano fino a venire completamente identificati entro poche ripetizioni del test antigenico rapido.

Questo meccanismo garantisce anche rispetto a un test antigenico rapido che nel "mondo reale" dovesse mostrare minore sensibilità rispetto a quella dichiarata. Vediamo il successivo esempio: nella tabella seguente (Tabella 2) ipotizziamo sempre una circolazione del virus nella popolazione generale dell'1% (1.000 contagiati attesi per 100.000 persone in assenza di immunizzazione naturale o vaccinale), ma con caratteristiche non ottimali di prestazione dei test antigenici rapidi (sensibilità = 70% e specificità = 98%). Il valore di 70% è stato scelto in quanto è a nostra conoscenza il valore più basso riportato in singoli studi che verificano in condizioni particolari le prestazioni dei tamponi antigenici autorizzati (ad esempio: Blairon et al., 2021; oppure Treggiari et al., 2021).

Tabella 2. Previsione del numero di contagiati con SARS-CoV-2 potenzialmente contagiosi che non verrebbero identificati, in presenza di una diffusione del virus nella popolazione generale dell'1%, considerando un campione di 100.000 soggetti per ogni categoria.

Caratteristiche del test antigenico rapido: sensibilità = 70% e specificità = 98%.

Tempo trascorso da vaccinazione/guarigione	**3 mesi**	**6 mesi**	**12 mesi**
Vaccinati	60-200	410-570	1.000
Guariti	30-50		

Non vaccinati sottoposti a un tampone antigenico rapido con esito negativo	297 (i)
Secondo tampone con esito negativo	90
Terzo tampone con esito negativo	27

Nota: (i) per quanto discusso in precedenza, in queste condizioni il NPV di un test antigenico rapido con sensibilità 70% e specificità 98% è in media del 99,7%, ovvero un soggetto con tampone negativo avrà il 99,7% di probabilità di essere un "vero negativo", e dunque su 99.000 negativi solo lo 0,3% (297) potrebbe essere un "falso negativo". I positivi identificati come "falsi negativi" sono circa il 30% del totale dei positivi, in accordo con Il valore del 70% di sensibilità del test (proporzione dei soggetti realmente malati e positivi al test (veri positivi) rispetto all'intera popolazione dei malati). Al secondo tampone, tuttavia, essi divengono il 30% x 30% = 9%, e al terzo 30% x 30% x 30% = 2,7%

Aggiungiamo un terzo e ultimo esempio (Tabella 3), che tenga conto – come discusso nella precedente sezione - di una riduzione, oltre che della sensibilità, anche della specificità, ad un valore dell'85%. Ecco quel che accade:

Tabella 3. Previsione del numero di contagiati con SARS-CoV-2 potenzialmente contagiosi che non verrebbero identificati, in presenza di una diffusione del virus nella popolazione generale dell'1%, considerando un campione di 100.000 soggetti per ogni categoria.

Caratteristiche del test antigenico rapido: sensibilità = 70% e specificità = 85%.

Tempo trascorso da vaccinazione/guarigione	**3 mesi**	**6 mesi**	**12 mesi**
Vaccinati	60-200	410-570	1.000
Guariti	30-50		
Non vaccinati sottoposti a un tampone antigenico rapido con esito negativo	356 (i)		
Secondo tampone con esito negativo	119		
Terzo tampone con esito negativo	40		

<u>Nota</u>: *(i) per quanto discusso in precedenza, in queste condizioni il NPV di un test antigenico rapido con sensibilità 70% e specificità 85% è in media del 99,64%, ovvero un soggetto con tampone negativo avrà il 99,64% di probabilità di essere un "vero negativo", e dunque su 99.000 negativi solo lo 0,36% (356)*

potrebbe essere un "falso negativo". I positivi identificati come "falsi negativi" sono circa poco più del 30% del totale dei positivi, a causa della contemporanea riduzione della specificità. Al secondo tampone, tuttavia, essi si riducono a un terzo e poi a un nono della quantità originaria.

Appare del tutto evidente come da queste simulazioni le tre condizioni per il rilascio della certificazione verde differiscano ampiamente in ognuno degli scenari prospettati per quanto riguarda la possibilità di tutelare la salute pubblica evitando la libera circolazione di persone che potrebbero contagiare altri.

Tra le tre condizioni previste per il rilascio della certificazione verde, il fatto di essere stati completamente vaccinati rappresenta la più rischiosa: fin dal primo trimestre, che pur rappresenta la fase di massima protezione attesa. In queste condizioni, l'assenza di qualsiasi verifica ulteriore rispetto al completamento della vaccinazione consente – anche in condizioni di bassa circolazione del virus (1%) – la libera circolazione di almeno 60-200 persone ogni 100.000 che sono in condizioni di contagiare altri. Queste aumentano a 410-570 a sei mesi dal completamento della vaccinazione, per arrivare a 1.000 quando – nove-dodici mesi dopo – la protezione vaccinale è verosimilmente completamente svanita. Si tratta di numeri che rispetto ai guariti sono da subito da 2 a 4 volte superiori, e che finiscono per diventare anche 20 volte superiori. Rispetto a coloro che anche non vaccinati si siano sottoposti a tampone antigenico rapido, inoltre, appare del tutto evidente da queste simulazioni come in qualsiasi situazione l'uso ripetuto del test con tampone antigenico rapido garantisce da subito che un numero estremamente ridotto di positivi al SARS-CoV-2 rischi di non essere rapidamente identificato. In particolare, a confronto con i vaccini COVID-19:

1) in condizioni di efficienza ottimale (**Tabella 1**), rispetto ai valori di sensibilità e specificità indicati e garantiti dagli enti regolatori, il test tramite tampone antigenico rapido è equivalente al vaccino (se non anche migliore) nel periodo della massima efficacia di quest'ultimo (tre mesi dal completamento del ciclo vaccinale), e diviene nettamente superiore successivamente, ma anche nei primi tre mesi ove venga ripetuto una seconda volta;
2) in condizioni di efficienza meno che ottimale, per ridotta sensibilità (**Tabella 2**) o per contemporanea riduzione di sensibilità e specificità (**Tabella 3**), il test tramite tampone antigenico rapido è comunque superiore al vaccino a oltre tre mesi dal completamento del ciclo vaccinale, e risulta superiore anche nel periodo della massima efficacia del vaccino, ovvero nei primi tre mesi dal completamento del ciclo vaccinale, ove venga ripetuto una seconda volta ed eventualmente una terza volta.

Va notato che questa simulazione è stata condotta in maniera altamente conservativa, in particolar modo considerando i valori minimi di sensibilità e specificità definiti dallo *Health Security Committee* del Consiglio d'Europa, quando invece i test antigenici rapidi COVID-19 inseriti nella lista comune presentano tutti valori di molto superiori a quelli minimi, in particolar modo per quanto riguarda la sensibilità, il che ne migliora significativamente le prestazioni rispetto a quelle ipotizzate nelle simulazioni.[8]

---

8 European Commission, "EU health preparedness: A common list of COVID-19 rapid antigen tests; A common standardised set of data to

(continua)

Infine, va considerata l'obiezione di alcuni che osservano che la contagiosità potrebbe iniziare qualche tempo prima che i test antigenici rapidi (e anche quelli molecolari) possano risultare positivi (He et al., 2020). A una tale obiezione si replica semplicemente osservando che una tale finestra di contagiosità è presente per chiunque si contagi, vaccinato, non vaccinato o guarito che sia. Solo che se si sottopone a test viene precocemente identificato, se non si sottopone potrà contagiare liberamente tanto più se il quadro clinico sarà pauci- oppure asintomatico, come accade spesso nei vaccinati, proprio in quanto essi sono in certa misura protetti dal COVID-19 sintomatico, ben più che dal contagio. Comunque si voglia vedere la questione, l'esecuzione di test diagnostici per SARS-CoV-2 appare essere la misura che di gran lunga rispetto a qualsiasi altra si presta a tutelare la salute pubblica limitando la circolazione del virus attraverso la rapida ed efficace identificazione dei soggetti portatori.

3. Conclusioni

Per tutto quanto fin qui discusso, appare evidente come il test antigenico rapido sia lo strumento di gran lunga più adeguato a proteggere la salute pubblica consentendo l'identificazione semplice e immediata degli individui potenzialmente contagiosi, date le sue caratteristiche d'impiego e anche qualora le sue prestazioni fossero non del tutto conformi a quanto attestato dagli enti regolatori,[9] come da taluni sostenuto.

---

be included in COVID-19 test result certificates; and A common list of COVID-19 laboratory based antigenic assays", cit.

9 Ibid.

La normativa citata in premessa (legge 19 novembre 2021 n. 165 e legge 21 gennaio 2022 n. 3) relativa all'introduzione del GP e all'obbligo vaccinale per determinate categorie si fonda dunque su assunti non scientificamente fondati e introduce norme addirittura potenzialmente pericolose per la salute pubblica, ove implicitamente afferma che lo stato di vaccinato sarebbe una garanzia contro il rischio di contagiarsi e contagiare altri.

Conforta a tal proposito che l'orientamento giurisprudenziale stia in apparenza evolvendo verso il recepimento delle migliori evidenze scientifiche. Così ad esempio il provvedimento con il quale, lo scorso giovedì 28 aprile, il Tribunale di Padova (Giudice Dott. Roberto Beghini) ha accolto il ricorso d'urgenza di un'operatrice sanitaria, sospesa per non essersi sottoposta a vaccinazione COVID-19: «*l'obbligo vaccinale imposto ai lavoratori in questione non appare idoneo a raggiungere lo scopo che si prefigge, quello di preservare la salute degli ospiti: e qui risiede l'irragionevolezza della norma ai sensi dell'art. 3 Cost. Può infatti considerarsi notorio il fatto che la persona che si è sottoposta al ciclo vaccinale, può comunque contrarre il virus e può quindi contagiare gli altri. Può dunque notoriamente accadere, ed effettivamente accade, come conferma l'esperienza quotidiana, che una persona vaccinata contragga il virus e contagi le altre persone (vaccinate o meno che siano).*»[10]

10 "Garanzia del vaccino pari a zero". Il Tribunale di Padova demolisce l'obbligo vaccinale per gli operatori sanitari – IL TESTO INTEGRALE - https://www.eventiavversinews.it/garanzia-del-vaccino-pari-a-zero-il-tribunale-di-padova-demolisce-lobbligo-vaccinale-per-gli-operatori-sanitari-il-testo-integrale/ (consultata in data 1 maggio 2022).

Bibliografia

Blairon, L., Cupaiolo, R., Thomas, I., Piteüs, S., Wilmet, A., Beukinga, I., Tré-Hardy, M. (2021). Efficacy Comparison of Three Rapid Antigen Tests for SARS-CoV-2 and How Viral Load Impact Their Performance. *J Med Virol. 2021 Oct;93(10):5783-5788.*

Eyre, D.W., Taylor, D., Purver, M., Chapman, D., Fowler, T., Pouwels, K.N., Walker, A.S., Peto, T.E.A. (2021). The Impact of SARS-CoV-2 Vaccination on Alpha & Delta Variant Transmission. medRxiv 2021.09.28.21264260; doi: https://doi.org/10.1101/2021.09.28.21264260.

Gallais, F., Gantner, P., Bruel, T., Velay, A., Planas, D., Wendling, M.J., Bayer, S., Solis, M., Laugel, E., Reix, N., Schneider, A., Glady, L., Panaget, B., Collongues, N., Partisani, M., Lessinger, J.M., Fontanet, A., Rey, D., Hansmann, Y., Kling-Pillitteri, L., Schwartz, O., De Sèze, J., Meyer, N., Gonzalez, M., Schmidt-Mutter, C., Fafi-Kremer, S. (2021). Evolution of Antibody Responses up to 13 Months After SARS-CoV-2 Infection and Risk of Reinfection. EBioMedicine. 2021 Sep; 71:103561. doi: 10.1016/j.ebiom.2021.103561.

Gazit, S., Shlezinger, R., Perez, G., Lotan, R., Peretz, A., Ben-Tov, A., Cohen, D., Muhsen, K., Chodick, G., Patalon, T. (2021). Comparing SARS-CoV-2 Natural Immunity to Vaccine-Induced Immunity: Reinfections Versus Breakthrough Infections. medRxiv 2021.08.24.21262415; doi: https://doi.org/10.1101/2021.08.24.21262415.

Harris, R.J., Hall, J.A., Zaidi, A., Andrews, N.J., Dunbar, J.K., Dabrera, G. (2021). Effect of Vaccination on Household Transmission of SARS-CoV-2 in England. N Engl J Med. 2021 Aug 19;385(8):759-760.

He, X., Lau, E.H.Y., Wu, P., Deng, X., Wang, J., Hao, X., Lau, Y.C., Wong, J.Y., Guan, Y., Tan, X., Mo, X., Chen, Y., Liao, B., Chen, W., Hu, F., Zhang, Q., Zhong, M., Wu, Y., Zhao, L., Zhang, F., Cowling, B.J., Li, F., Leung, G.M. (2020). Temporal Dynamics in Viral Shedding and Transmissibility of COVID-19. *Nat Med. 2020 May;26(5):672-675.*

Pilz, S., Chakeri, A., Ioannidis, J.P., Richter, L., Theiler-Schwetz, V., Trummer, C., Krause, R., Allerberger, F. (2021). SARS-CoV-2 Re-Infection Risk in Austria. Eur J Clin Invest. 2021 Apr;51(4):e13520.

Shah, A.S.V, Gribben, C., Bishop, J., Hanlon, P., Caldwell, D., Wood, R., Reid, M., McMenamin, J., Goldberg, D., Stockton, D., Hutchinson, S., Robertson, C., McKeigue, P.M., Colhoun, H.M., McAllister, D.A. (2021). Effect of Vaccination on Transmission of SARS-CoV-2. N Engl J Med. 2021 Oct 28;385(18):1718-1720.

Shamier, M.C., Tostmann, A., Boger, S., de Wilde, J., IJpelaar, J., van der Kleij, W.A., de Jager, H., Haagmans, B.L., Molenkamp, R., Oude Munnink, B.B., van Rossum, C., Rahamat-Langendoen, J., van der Geest, N., Bleeker-Rovers, C.P., Wertheim, H., Koopmans, M.P.G., GeurtsvanKessel, C.H. (2021). Virological Characteristics of SARS-CoV-2 Vaccine Breakthrough Infections in Health Care Workers. medRxiv 2021.08.20.21262158. doi: https://doi.org/10.1101/2021.08.20.21262158.

Singanayagam, A., Hakki, S., Dunning, J., Madon, K.J., Crone, M.A., Koycheva, A., Derqui-Fernandez, N., Barnett, J.L., Whitfield, M.G., Varro, R., Charlett, A., Kundu, R., Fenn, J., Cutajar, J., Quinn, V., Conibear, E., Barclay, W., Freemont, P.S., Taylor, G.P., Ahmad, S., Zambon, M., Ferguson, N.M., Lalvani, A., on behalf of the.ATACCC Study Investigators. (2021). Community Transmission and Viral Load Kinetics of the SARS-CoV-2

Delta (B.1.617.2) Variant in Vaccinated and Unvaccinated Individuals in the UK: A Prospective, Longitudinal, Cohort Study. Lancet Infect Dis. Published: October 29, 2021. DOI:https://doi.org/10.1016/S1473-3099(21)00648-4.

Treggiari, D., Piubellim C., Caldrer, S., Mistretta, M., Ragusa, A., Orza, P., Pajola, B., Piccoli, D., Conti, A., Lorenzi, C., Serafini, V., Boni, M., Perandin, F. (2021). SARS-CoV-2 Rapid Antigen Test in Comparison to RT-PCR Targeting Different Genes: A Real-Life Evaluation Among Unselected Patients in a Regional Hospital of Italy. *J Med Virol. 2021 Oct 7. doi: 10.1002/jmv.27378. Online ahead of print.*

Capitolo 6

Le autorizzazioni all'uso dei vaccini anti COVID-19 in età pediatrica: Una storia poco etica e poco scientifica

Fulvio Di Blasi

La vaccinazione pediatrica anti COVID-19 è un tema attualmente (e giustamente) molto dibattuto. Sotto il profilo medico scientifico esistono tanti dubbi e preoccupazioni crescenti soprattutto perché questi vaccini, non solo potrebbero avere un'efficacia negativa rispetto ai contagi, ma potrebbero anche essere per i bambini ben peggiori del COVID-19 da cui, in teoria, dovrebbero proteggere.

Sotto il profilo etico, le motivazioni presentate ufficialmente in favore della vaccinazione pediatrica contro il COVID-19 hanno sempre avuto una forte caratterizzazione utilitaristica. È noto, infatti, che il COVID-19 non è mai stata una malattia molto pericolosa per i bambini (non più di tante altre, in ogni caso). Tuttavia, si è detto, vaccinare i bambini *serve* a proteggere dal contagio gli anziani o a favorire l'immunità di gregge, che è il tipico argomento che logicamente si fonda sulla strumentalizzazione di alcuni esseri umani a vantaggio di altri.

Ricordo che, grazie a Dio, l'interpretazione fino ad oggi ritenuta ordinaria e adeguata della Costituzione italiana non va nella direzione dell'utilitarismo quando, in relazione all'art. 32, sostiene che un eventuale trattamento sanitario obbligatorio non possa essere imposto senza che vi sia un beneficio anche per la persona sottoposta al trattamento. L'utilitarismo come tale è, dunque, oltre che immorale anche incostituzionale. Forse esistono motivazioni molto peggiori dell'utilitarismo dietro l'ostinazione quasi ossessiva di molte autorità politiche a vaccinare anche i bambini e ragazzi, ma su questo non intendo soffermarmi in questa sede (Di Blasi, 2022b).

Ho già sottolineato altrove che, spesso, le valutazioni rischi benefici in favore dei vaccini anti COVID-19 presentate al grande pubblico come *scientifiche* sono in realtà del tutto arbitrarie e inconsistenti (Di Blasi, 2022). In particolare, ho accennato prima al fatto che il caso della vaccinazione dei bambini, sotto il profilo delle valutazioni arbitrarie sui rischi e i benefici, possa essere simile al (ma ben peggiore del) caso AstraZeneca (cfr. cap. 2).

Nel presente contributo, intendo soltanto ripercorrere brevemente l'iter tecnico che ha portato alle attuali estensioni delle autorizzazioni emergenziali e condizionate dei vaccini anti COVID-19 alla fascia pediatrica. Il rapporto con i dati tecnici e ufficiali di queste autorizzazioni è essenziale affinché chiunque, dai cittadini comuni agli esperti, possa farsi un'opinione seria e fondata sulla questione.

1. Estensione alla fascia 12-15

L'11 dicembre 2020 il vaccino Pfizer (Pfizer-BioNTech) ricevette la prima autorizzazione all'uso emergenziale da parte di FDA per soggetti dai 16 anni in su. Il 21 dicembre 2020 (dieci giorni dopo), EMA, sulla base dei medesimi dati e test clinici forniti da Pfizer, rilasciava per lo stesso vaccino la sua autorizzazione condizionata al commercio per la stessa categoria di soggetti.[1]

Il 10 maggio 2021, FDA rinnovava l'autorizzazione emergenziale di Pfizer estendendola alla fascia di età 12-15. Questa estensione veniva effettuata sulla base di uno studio fatto dalla stessa azienda Pfizer (e quindi in conflitto di interessi) su 2260 ragazzi tra i 12 e i 15 anni di età monitorati per circa due mesi dopo la somministrazione. Naturalmente, solo la metà di essi riceveva sul serio il vaccino, trattandosi di un test clinico in doppio cieco con applicazione casuale del vaccino al 50% dei partecipanti.

> «Per l'autorizzazione del 10 maggio 2021 per le persone di età compresa tra 12 e 15 anni, FDA ha esaminato i dati sulla sicurezza e l'efficacia dello studio di Fase 1/2/3 in corso sopra citato che ha coinvolto circa 46.000 partecipanti, inclusi 2.260 partecipanti tra i 12 e i 15 anni di età. I partecipanti allo studio sono stati suddivisi a caso 1:1 per ricevere il vaccino Pfizer-BioNTech COVID-19 o il controllo salino. La revisione di FDA dei dati di sicurezza disponibili da 2.260 partecipanti di età compresa tra 12 e 15 anni, che sono stati seguiti per una media di 2 mesi dopo aver ricevuto la seconda dose, non ha identificato problemi di sicurezza specifici che precluderebbero l'emissione di un EUA».[2]

---

1 Sulla autorizzazione definitive del vaccino Pfizer di agosto 2021 e sulla inattendibilità di essa sotto il profilo scientifico, cfr. Di Blasi, 2022; Doshi, 2021: BMJ, 2021. Cfr., anche, K. Patel, "Why these Covid vaccine scientists resigned from the FDA", in MSNBC, 01/09/2021, URL: https://www.msnbc.com/opinion/why-these-covid-vaccine-scientist-resigned-fda-n1278207.

2 Cfr., FDA, "Pfizer EUA 10/05/2021", URL: https://www.fda.gov/media/144412/download.

Il vaccino veniva quindi effettivamente somministrato a 1130 ragazzi. Parliamo di numeri oggettivamente molto esigui e di un monitoraggio di appena due mesi, pochissimi anche rispetto al breve periodo, figuriamoci al medio e al lungo. Ricordo che, già in base al famoso Report 9 (Ferguson et al., 2020), le ospedalizzazioni, terapie intensive e morti attese nella popolazione pediatrica a causa del COVID-19 erano infinitesimali.

Report 9 - Tabella 1: Stime attuali della gravità dei casi

Fascia d'età (anni)	% casi sintomatici che richiedono il ricovero	% casi ospedalizzati che richiedono cure critiche	Rapporto di mortalità per infezione
0-9	0.1%	5.0%	0,002%
10-19	0.3%	5.0%	0,006%
20-29	1.2%	5.0%	0,03%
30-39	3.2%	5.0%	0,08%
40-49	4.9%	6.3%	0,15%
50-59	10.2%	12.2%	0,60%
60 to 69	16.6%	27.4%	2.2%
70 to 79	24.3%	43.2%	5.1%
80+	27.3%	70.9%	9.3%

Questi dati significano che su una popolazione di mille ragazzi ci si sarebbe potuti aspettare statisticamente, al massimo, una ospedalizzazione e zero terapie intensive e morti.

In base ai dati dell'Istituto Superiore di Sanità italiano (ISS), dall'inizio della pandemia fino ai primi giorni del 2022, nella fascia di età da zero a 15 anni (che per comodità considero qui cumulativamente) ci sono stati rispettivamente 7744 ricoveri ospedalieri, 192 ricoveri in terapia intensiva e 29 morti.[3] Questo significa che, rispetto ad una popolazione totale italiana in quella fascia di età di circa otto milioni di persone, le aspettative perfino di ospedalizzazioni da COVID-19 erano sotto lo zero. Morti e terapie intensive stavano diversi zeri sotto lo zero.

L'idea di ricavare dati sensati su COVID-19 e vaccini da uno studio condotto su poco più di 2000 ragazzi in doppio cieco è scientificamente risibile, poco più di una barzelletta. *En passant*, questi dati statistici del COVID-19 sono il motivo per cui anche gli studi condotti su 46.000 persone da Pfizer erano scientificamente inadatti a condurre a risultati di qualunque tipo rispetto ai potenziali effetti dei vaccini. È il motivo per cui le autorizzazioni emergenziali riportarono come tecnicamente "sconosciuti" i potenziali effetti dei vaccini su, ad esempio, circolazione del virus, ospedalizzazioni, terapie intensive e morti (Di Blasi, 2022).

Ma tant'è, questo è ciò che FDA ed EMA hanno ritenuto sufficiente per l'estensione dell'autorizzazione emergenziale alla fascia 12-15.

Non è di poco conto che a tutt'oggi, nel foglio illustrativo generale (*Package Insert*) di FDA, troviamo scritto, sotto la rubrica "Uso pediatrico":

> «La sicurezza e l'efficacia di COMIRNATY in individui di età inferiore ai 16 anni non sono state stabilite».[4]

---

3 Cfr., ISS, "Epidemia COVID-19 - Aggiornamento nazionale 5 gennaio 2022", URL :
https://www.epicentro.iss.it/coronavirus/bollettino/Bollettino-sorveglianza-integrata-COVID-19_5-gennaio-2022.pdf, p. 13, Tabella 2.

4 Cfr., FDA, "Comirnaty and Pfizer-BioNTech COVID-19 Vaccine – Information: Package Insert", Last Update December 2021, URL: https://www.fda.gov/media/151707/download: «The safety and ef-

(continua)

Chi *sa leggere* non può stupirsi di questo giudizio così netto e sintetico. I dati sull'estensione dell'autorizzazione emergenziale ai ragazzi sotto i 16 anni non erano, ovviamente, né sufficienti né affidabili. È importante anche sottolineare l'epistemologia di questa affermazione. Con riguardo ai minori di 16 anni, FDA ci sta dicendo che non c'è scienza sperimentale sul vaccino. La scienza non può ancora esprimersi né sull'efficacia del vaccino né sulla sicurezza di esso per questa categoria di soggetti. Anche qui, è evidente che le autorizzazioni non sono frutto di un giudizio scientifico ma di un azzardo volontaristico dettato dalle pressioni della politica.

Ad ogni modo, il 28 maggio 2021 (diciotto giorni dopo), anche EMA, sulla base del medesimo studio (il C4591001), estendeva la sua autorizzazione condizionata al vaccino Pfizer alla stessa fascia di età 12-15, continuando a specificare che «Comirnaty non è raccomandato nei bambini di età inferiore a 12 anni».[5]

> «Gli effetti di Comirnaty sui bambini sono stati studiati in 2.260 bambini di età compresa tra 12 e 15 anni. Questo studio è stato condotto in conformità con il piano di indagine pediatrica (PIP) di Comirnaty, approvato dal Comitato pediatrico dell'EMA (PDCO). Lo studio ha dimostrato che la risposta immunitaria a Comirnaty in questo gruppo era paragonabile alla risposta immunitaria nella fascia di età compresa tra 16 e 25 anni (misurata dal livello di anticorpi contro SARS-CoV-2). L'efficacia di

fectiveness of COMIRNATY in individuals younger than 16 years of age have not been established». La sottolineatura è mia.

5 Cfr., EMA, "Comirnaty: Product Information PDF", Last Updated 24/09/2021, URL:
https://www.ema.europa.eu/en/documents/product-information/comirnaty-epar-product-information_en.pdf: «Comirnaty is not recommended for children aged under 12 years».

> Comirnaty è stata calcolata in quasi 2.000 bambini di età compresa tra 12 e 15 anni che non presentavano segni di infezione precedente. Questi hanno ricevuto il vaccino o un placebo (un'iniezione fittizia), senza sapere quale gli è stato somministrato. Dei 1.005 bambini che hanno ricevuto il vaccino, nessuno ha sviluppato COVID-19 rispetto ai 16 bambini dei 978 che hanno ricevuto l'iniezione fittizia. Ciò significa che, in questo studio, il vaccino era efficace al 100% nel prevenire il COVID-19 (sebbene il tasso reale potesse essere compreso tra il 75% e il 100%)».[6]

Di fronte a questi dati, chiunque, a prescindere dalla sua specifica competenza disciplinare dovrebbe chiedersi se si tratti di numeri adeguati a una decisione che riguarda l'intera popolazione interessata di Stati Uniti ed Europa. Dovrebbe chiedersi, inoltre, quale sia l'incidenza del territorio o della fascia lavorativa e sociale dei genitori o dell'ambiente scolastico.

---

6 Cfr., EMA, Comirnaty, news 28/05/2021, URL: https://www.ema.europa.eu/en/news/first-covid-19-vaccine-approved-children-aged-12-15-eu: «The effects of Comirnaty in children were investigated in 2,260 children aged 12 to 15 years. This study was carried out in accordance with Comirnaty's paediatric investigation plan (PIP), which was agreed by EMA's Paediatric Committee (PDCO). The trial showed that the immune response to Comirnaty in this group was comparable to the immune response in the 16 to 25 age group (as measured by the level of antibodies against SARS-CoV-2). The efficacy of Comirnaty was calculated in close to 2,000 children from 12 to 15 years of age who had no sign of previous infection. These received either the vaccine or a placebo (a dummy injection), without knowing which one they were given. Of the 1,005 children receiving the vaccine, none developed COVID-19 compared to 16 children out of the 978 who received the dummy injection. This means that, in this study, the vaccine was 100% effective at preventing COVID-19 (although the true rate could be between 75% and 100%)».

Se i 16 ragazzi contagiati provenissero, ad esempio, tutti dal Regno Unito nel periodo peggiore di esplosione dei contagi ciò cambierebbe irrimediabilmente l'affidabilità dello studio. Se poi i contagiati fossero tutti figli di sanitari o di persone ad alto rischio contagio? E se molti vaccinati venissero della parte centrale degli Stati Uniti, come il Midwest, lontano dalle grandi metropoli, e quindi in zone a bassissima percentuale di interazione sociale? Ogni singolo dato relativo alla provenienza e caratteristiche dei ragazzi coinvolti nello studio, specialmente dei contagiati, è essenziale all'affidabilità dello studio stesso e andrebbe analiticamente specificato, per trasparenza, soprattutto alla luce del numero incredibilmente esiguo dei volontari implicati.

Dovrebbe anche stupire il risultato finale fornito da EMA: vale a dire, che il vaccino avrebbe un'efficacia di protezione per questi ragazzi tra il 75% e il 100%. Sulla base degli stessi dati (sempre che siano affidabili, ripeto, rispetto ai numeri, al comportamento e provenienza dei ragazzi e al monitoraggio del loro comportamento sociale prima e dopo il vaccino/placebo) si potrebbe però dire che il vaccino ha un beneficio aggiuntivo di circa l'1.5%, ovvero che non vaccinarsi è efficace contro il COVID-19 al 98,5%, visto che 16 ragazzi contagiati su 1130 equivalgono a circa l'1,5%. Di questa minima percentuale, poi, bisognerebbe analizzare il rischio reale che corrono i ragazzi dalla malattia. Se non vaccinarsi *protegge* i ragazzi al 98,5% dal contagio, se il contagio non causa conseguenze rilevanti se non in percentuale trascurabile, e se vaccinarsi comporta rischi sconosciuti nel breve, medio e lungo periodo, allora il vantaggio marginale della vaccinazione su questa fascia di ragazzi è, non nullo, ma decisamente negativo. Questa valutazione non si basa su conoscenze specialistiche di virologia o di medicina ma su un semplice approccio razionale ai numeri rilevanti e agli aspetti conosciuti e sconosciuti dei vaccini in questione.

1.1 Una differenza incomprensibile tra FDA ed EMA

Un altro dato curioso e inquietante riguarda la differenza tra il giudizio di FDA e quello di EMA sulla sicurezza e l'efficacia del vaccino. Ricordiamoci che EMA basa le sue valutazioni sullo stesso studio principale usato da FDA. E ricordiamoci che FDA ritiene di non poter stabilire nulla sull'efficacia e la sicurezza del vaccino per i giovani dai 16 anni in giù.

EMA, tuttavia, nelle tabelle sull'efficacia del vaccino non inserisce una fascia di età specifica per i ragazzi 12-15, e ritiene di poter accomunare il giudizio sulla sicurezza a quello generale per l'intera fascia dai 16 anni in su.

> «Il profilo di sicurezza complessivo di Comirnaty negli adolescenti di età compresa fra 12 e 15 anni si è dimostrato simile a quello osservato nei partecipanti di età pari o superiore a 16 anni».[7]

EMA, quindi, sulla base dei medesimi dati scientifici, ritiene conosciuto un profilo di sicurezza che FDA ritiene sconosciuto. Inutile dire che queste differenze di valutazione rivelano una debolezza o incertezza strutturale nei dati di riferimento e nel valore veritativo delle valutazioni effettuate. Fatto sta che nel Regno Unito, il Comitato congiunto del governo sulla vaccinazione e l'immunizzazione (*UK government's Joint Committee on Vaccination and Immunisation* - JCVI) dichiarò, il 3 settembre 2021, che i vaccini (tutti quelli disponibili) non andavano somministrati ai ragazzi sani tra i 12 e i 15 an-

---

7 Cfr., EMA, "Comirnaty: Product Information PDF", Last Updated 24/09/2021, cit.: «The overall safety profile of Comirnaty in adolescents 12 to 15 years of age was similar to that seen in participants 16 years of age and older».

ni perché non esistevano prove sufficienti a fornire un margine di beneficio accettabile.

> «Le prove disponibili indicano che i benefici per la salute individuale della vaccinazione contro il COVID-19 sono ridotti in coloro di età compresa tra 12 e 15 anni che non hanno condizioni di salute di base che li mettono a rischio di COVID-19 grave. Anche i potenziali rischi della vaccinazione sono piccoli, con segnalazioni di miocardite post-vaccinazione molto rare, ma potenzialmente gravi e ancora in fase di descrizione. Data la rarità di questi eventi e il limitato tempo di follow-up di bambini e giovani con miocardite post-vaccinazione, permane una sostanziale incertezza sui rischi per la salute associati a questi eventi avversi».[8]

8 Cfr., Gov-UK, Department of Health and Social Care, "JCVI statement on COVID-19 vaccination of children aged 12 to 15 years: 3 September 2021", 03/09/2021, URL: https://www.gov.uk/government/publications/jcvi-statement-september-2021-covid-19-vaccination-of-children-aged-12-to-15-years/jcvi-statement-on-covid-19-vaccination-of-children-aged-12-to-15-years-3-september-2021: «The available evidence indicates that the individual health benefits from COVID-19 vaccination are small in those aged 12 to 15 years who do not have underlying health conditions which put them at risk of severe COVID-19. The potential risks from vaccination are also small, with reports of post-vaccination myocarditis being very rare, but potentially serious and still in the process of being described. Given the rarity of these events and the limited follow-up time of children and young people with post-vaccination myocarditis, substantial uncertainty remains regarding the health risks associated with these adverse events». La sottolineatura è mia ed è Intesa ad evidenziare sia il carattere sperimentale dei vaccini per la fascia di età rilevante sia l'incertezza strutturale che esiste in proposito al livello scientifico.

2. Estensione alla fascia 5-11

Il 23 agosto 2021, FDA approvava definitivamente il vaccino Pfizer per soggetti dai 16 anni in su e rinnovava l'estensione dell'autorizzazione emergenziale per la fascia di età 12-15 senza consentirla per soggetti più giovani. L'estensione dell'autorizzazione emergenziale della dose primaria del vaccino ai soggetti della fascia di età 5-11 venne data successivamente, il 29 ottobre 2021.[9]

Questa ulteriore estensione venne effettuata sulla base di due serie di dati relativi a gruppi di circa 2300 soggetti l'uno ma stranamente molto asimmetrici. Nel primo gruppo, infatti, ricevettero il vaccino 1518 bambini rispetto a 750 che ricevettero il placebo; nel secondo ci furono 1591 vaccinati contro 788 placebo. Forse Pfizer pensò che avendo già un "cieco" imperfetto sarebbe stato meglio avere anche un "doppio" imperfetto. Chissà. È anche importante notare i tempi di monitoraggio, che furono di circa due mesi per il primo gruppo e di poco più di due settimane per il secondo. Credo che nessuna persona ragionevole potrebbe considerare questo un approccio scientifico serio alla sperimentazione di farmaci nuovi, e nessun eticista serio potrebbe considerarlo un approccio rispettoso del principio di precauzione.

> «La richiesta di autorizzazione all'uso di emergenza di Pfizer include dati sulla sicurezza di partecipanti di età compresa tra 5 e 11 anni nella parte di fase 2/3 dello studio clinico in corso randomizzato, in cieco con l'osservatore e

9 Cfr., FDA, "Comirnaty and Pfizer-BioNTech COVID-19 Vaccine", URL: https://www.fda.gov/emergency-preparedness-and-response/coronavirus-disease-2019-covid-19/comirnaty-and-pfizer-biontech-covid-19-vaccine; "Decision Memorandum", October 29, 2021, URL: https://www.fda.gov/media/153947/download.

controllato con placebo C4591007. La richiesta inizialmente includeva dati sulla sicurezza di 1.518 riceventi BNT162b2 e 750 riceventi di placebo salino, oltre il 95% dei quali aveva ≥2 mesi di follow-up di sicurezza dopo la Dose 2 (Coorte 1; data cut-off 6 settembre 2021). Per consentire una valutazione più solida di eventi avversi gravi ed eventi avversi di interesse (ad es. miocardite, pericardite, anafilassi), Pfizer ha successivamente fornito dati di sicurezza da altri 1.591 riceventi BNT162b2 e 788 riceventi placebo che sono stati arruolati nello studio in seguito e la cui mediana la durata del follow-up è stata di 2,4 settimane dopo la dose 2 (coorte 2; data cut-off 8 ottobre 2021)». [10]

A novembre, sulla base degli stessi studi, anche EMA raccomandò l'estensione dell'autorizzazione condizionata all'uso del vaccino Pfizer alla popolazione pediatrica 5-11.[11] È interes-

10 Cfr., FDA, "Decision Memorandum", October 29, 2021, cit.: «Pfizer's EUA request includes safety data from 5-11-year-old participants in the Phase 2/3 portion of the ongoing randomized, observer-blinded, placebo-controlled clinical trial C4591007. The request initially included safety data from 1,518 recipients of BNT162b2 and 750 recipients of saline placebo, over 95% of whom had ≥2 months of safety follow-up after Dose 2 (Cohort 1; data cut-off September 6, 2021). To allow for more robust assessment of serious adverse events and adverse events of interest (e.g., myocarditis, pericarditis, anaphylaxis), Pfizer subsequently provided safety data from an additional 1,591 BNT162b2 recipients and 788 placebo recipients who were enrolled into the trial later and whose median duration of follow-up was 2.4 weeks post-Dose 2 (Cohort 2; data cut-off October 8, 2021)».

11 Cfr., EMA, "Comirnaty COVID-19 vaccine: EMA recommends approval for children aged 5 to 11", NEWS 25/11/2021, URL: https://www.ema.europa.eu/en/news/comirnaty-covid-19-vaccine-ema-recommends-approval-children-aged-5-11; EMA, "Comirnaty - Assessment Report on extension of marketing authorisation", 25/11/2021, URL:

(continua)

sante che, rispetto a questa fascia di età, EMA fece un'eccezione all'obbligo della casa farmaceutica di fornire i risultati degli studi, rinviandolo.[12]

È anche interessante che nelle controindicazioni dei vaccini per la fascia di età 5-11 vengano solamente citate quelle della fascia di età superiore 12-17.[13] Il motivo tecnico è semplicissimo. Visti il numero incredibilmente esiguo di soggetti coinvolti negli studi e il tempo troppo esiguo di monitoraggio, la statistica degli eventi avversi non era osservabile prima della messa in commercio. Nella decisione sull'autorizzazione, infatti, si dice che non si osservarono durante gli studi casi di pericarditi e miocarditi.[14] Pertanto, l'estensione dell'autorizzazione fu intenzionalmente compiuta sapendo che gli studi posti alla base di essa erano inadatti a fornire risultati apprezzabili sugli eventi avversi più gravi già rilevati per le altre fasce pediatriche. Inutile dire che questo atteggiamento è, oltre che contrario alla scienza, fortemente immorale.

https://www.ema.europa.eu/en/documents/variation-report/comirnaty-h-c-5735-x-0077-epar-assessment-report-extension_en.pdf.

12 EMA, "Comirnaty: EPAR - Product Information", Last Updated 13/04/2022, URL: https://www.ema.europa.eu/en/documents/product-information/comirnaty-epar-product-information_it.pdf: «L'Agenzia europea dei medicinali ha rinviato l'obbligo di presentare i risultati degli studi con Comirnaty nella popolazione pediatrica per la prevenzione di COVID-19».

13 Cfr., FDA, "Pfizer-BioNTech Fact Sheets - For Healthcare Providers - 5 - 11 years of age", Last updated: April 13, 2022, URL: https://www.fda.gov/media/153714/download.

14 Cfr., FDA, "Decision Memorandum", October 29, 2021, cit.

2.1 La riunione del Comitato consultivo di FDA del 10 giugno 2021

Voglio ricordare, in chiusura di questo breve excursus sulle autorizzazioni pediatriche, che il 10 giugno 2021, poco dopo l'estensione sia da parte di FDA che di EMA dell'autorizzazione emergenziale all'uso del vaccino Pfizer alla fascia 12-15, si era tenuta una riunione del Comitato consultivo indipendente di FDA[15] «per discutere, in generale, dei dati necessari per supportare l'autorizzazione e/o la licenza di vaccini COVID-19 per l'uso nella popolazione pediatrica».[16]

Quella riunione del Comitato fu pervasa dall'incertezza e dalla preoccupazione sia per il numero di partecipanti agli studi sia per la durata del monitoraggio sia per il fatto che nel caso dei bambini non vi era un'emergenza COVID-19 sia per il fatto che bisognava comunque monitorare emergenza pandemica. Che senso avrebbe, ad esempio, estendere l'uso di un farmaco potenzialmente pericoloso a soggetti non in pericolo da COVID-19, e magari in un momento in cui la pandemia stessa si sta affievolendo?

Diversi membri del Comitato avvertivano l'esigenza di compiere studi su vasta scala ma, al momento di determinare quanti bambini si sarebbero dovuti coinvolgere per avere risultati attendibili, nessuno pareva avere le idee chiare. Anche

15 Per I documenti e lo streaming di questa riunione, si veda FDA, "Vaccines and Related Biological Products Advisory Committee June 10, 2021 Meeting Announcement," URL: https://www.fda.gov/advisory-committees/advisory-committee-calendar/vaccines-and-related-biological-products-advisory-committee-june-10-2021-meeting-announcement.

16 FDA – Advisory Committee Meeting, "Meeting Transcript", June 10, 2021, URL: https://www.fda.gov/media/150815/download: «to discuss, in general, data needed to support authorization and/or licensure of COVID-19 vaccines for use in pediatric populations».

10000 sarebbero stati pochi, ma forse ci si poteva accontentare di 5000 o di 3000? Questo è uno stralcio di un commento del dottor Cody Meissner che fa ben comprendere il modo in cui questi problemi erano avvertiti, seppure con grosse divergenze di vedute, in seno al Comitato:

> «le persone continuano a citare alti tassi di malattia nei bambini... quattro ricoveri per milione di bambini sotto i 18 anni di età. Questo è sul sito Web del CDC. Non è un'emergenza. È un tasso di ospedalizzazione molto basso. E i tassi possono cambiare con il cambio della stagione, ma stiamo partendo da un tasso piccolo, piccolissimo... i tassi stanno anche diminuendo in modo piuttosto drastico tra adulti e bambini. Quindi, poiché più persone vengono immunizzate e diventano immuni dall'infezione, penso che è molto probabile che riusciremo a tenere questa pandemia sotto controllo abbastanza bene... il problema per me è la sicurezza... possiamo guardare i 2.000 o 2.200 adolescenti che sono registrati nel vaccino Pfizer tra i 12 ei 15 anni di età: 2.200, quindi metà ha ricevuto il vaccino, metà ha ricevuto il placebo. Nessuno è stato ricoverato. Nessuno è morto... 2.200 non risolverà la questione della sicurezza. Sono preoccupato per la miocardite... Ci saranno cicatrici sul miocardio? Ci sarà una predisposizione alle aritmie in seguito? Ci sarà un esordio precoce di insufficienza cardiaca? Penso che sia improbabile ma non lo sappiamo. E quindi, prima di iniziare a vaccinare milioni di adolescenti e bambini, è davvero importante scoprire quali sono le conseguenze perché la malattia COVID-19 sta scomparendo negli adolescenti e nei bambini. E penso che dobbiamo essere estremamente chiari su ciò con cui abbiamo a che fare... non credo che possiamo giustificare un EUA che includa bambini con un'autorizzazione all'uso

di emergenza. Il carico della malattia è così piccolo e i rischi non sono chiari. Non sappiamo...».[17]

L'incertezza che ha caratterizzato la riunione non poteva che determinarne anche il risultato finale. Questo è uno stralcio molto indicativo, in proposito, tratto dalle minute riassuntive finali:

> «I membri del comitato hanno generalmente riconosciuto che sono necessari i vaccini COVID per l'uso nelle popolazioni pediatriche; tuttavia, alcuni membri hanno espresso preoccupazione per il fatto che prima di vaccinare milioni di bambini sani, sia necessaria una migliore comprensione degli eventi avversi indotti dal vaccino, in particolare delle potenziali sequele a lungo termine della miocardite. Altri membri hanno ritenuto che l'emissione di un EUA dipenderebbe dalla traiettoria della pandemia di COVID e dall'emergere dei VOCs. I membri del comitato hanno ritenuto fondamentale condurre valutazioni della risposta alla dose di vaccino nelle popolazioni pediatriche e hanno sottolineato la necessità di un adeguato follow-up di sicurezza. I membri del comitato hanno ritenuto che la base di dati sulla sicurezza, ovvero il numero di soggetti inclusi negli studi pediatrici con i vaccini COVID-19 dovrebbe essere aumentata (ad esempio, dovrebbe essere maggiore di 1.000 soggetti per coorte di età pediatrica), in particolare, per le coorti di età più giovane. In generale, i membri del VRBPAC [*Vaccines and Related Biological Products Advisory Committee*] hanno convenuto che il tempo di follow-up per valutare la sicurezza dei soggetti dovrebbe essere lo stesso per supportare un BLA e un EUA (ad es. 6 mesi). Non c'era consenso sul fatto che un EUA

[17] Ibid., pp. 224-228.

dovesse essere emesso per rendere disponibili i vaccini COVID-19 nella popolazione pediatrica».[18]

3. Conclusione

Il paradosso è che, nonostante queste preoccupazioni e queste premesse teorico pratiche, la vaccinazione in età pediatrica è stata infine estesa e fortemente incoraggiata verso la fine del 2021, quando la pandemia era ormai caratterizzata dall'avvento della variante più debole, definita da alcuni un vaccino naturale. Adesso che non c'è più neppure ufficialmente l'emergenza pandemica è lecito chiedersi perché mai non venga immediatamente sospesa l'autorizzazione al commercio di farmaci le cui incertezze e rischi erano solo da quell'emergenza bilanciati e giustificati.

Bibliografia

BMJ (*British Medical Journal*), (2021). Covid-19: FDA Set to Grant Full Approval to Pfizer Vaccine Without Public Discussion of Data. BMJ, August 20, 2021. URL: https://www.bmj.com/content/374/bmj.n2086?fbclid=IwAR3VGq5roC6ZVs-H7rgaInYA4DNoDgq-SmwJAVMhM6znSVP0zdJ8W__VzcU.

[18] FDA – Advisory Committee Meeting, "Summary Minutes", June 10, 2021, URL: https://www.fda.gov/media/150641/download.

Di Blasi, F. (2022). *Vaccino come atto di amore? Epistemologia della scelta etica in tempi di pandemia* (Phronesis Editore: Palermo 2022).

Di Blasi, F. (2022b). La truffa dei vaccini ai bambini. *L'Arte del comunicare: Magazine di attualità, società e salute.* 1/2022. Pubblicato online il 4 febbraio 2022. URL: https://www.lartedelcomunicare.it/la-truffa-dei-vaccini-ai-bambini/. Versione francese: Fraude mathématique: le motif de la vaccination des enfants, la Nef, 07/02/2022, LA NEF pour la traduction française réalisée par Nirmal Dass, mis en ligne le 7 février 2022, https://lanef.net/2022/02/07/fraude-mathematique-le-motif-de-la-vaccination-des-enfants/. Versione inglese: Mathematical Fraud: The Diabolical Motive Behind Vaccinating Children, *The Postil Magazine*, March 2022, https://www.thepostil.com/mathematical-fraud-the-diabolical-motive-behind-vaccinating-children/?utm_source=sendfox&utm_medium=email&utm_campaign=the-postil-march-newsletter.

Doshi, P. (2021). Does the FDA think these data justify the first full approval of a covid-19 vaccine? *BMJ*, August 23, 2021. URL: https://blogs.bmj.com/bmj/2021/08/23/does-the-fda-think-these-data-justify-the-first-full-approval-of-a-covid-19-vaccine/?fbclid=IwAR37TctCimlAauC912I-EUZVAMdudgaP0VKmGKmmu876JaB0xoMEMCfsxxA.

Ferguson, N., Faydon, D., Nedjati Gilani, G., Imai, N., Ainslie, K., Baguelin, M., Bhatia, S., Boonyasiri, A., Cucunuba Perez, Z., Cuomo-Dannenburg, G., Dighe, A., Dorigatti, I., Fu, H., Gaythorpe, K., Green, W., Hamlet, A., Hinsley, W., Okell, L., Van Elsland, S., Thompson, H., Verity, R., Volz, E., Wang, H., Wang, Y., Walker, P., Walters, C., Winskill, P., Whittaker, C., Donnelly, C., Riley, S., Ghani, A. (2020). Report 9: Impact of Non-Pharmaceutical Interventions (NPIs) to Reduce COVID19

Mortality and Healthcare Demand. *Imperial College COVID-19 Response Team*. March 16, 2020. Published Online, URL: https://spiral.imperial.ac.uk/handle/10044/1/77482.

Capitolo 7

Vaccinazioni pediatriche anti COVID-19: 24 motivi per dire No.

Alberto Donzelli ed Eugenio Serravalle

Il presente testo riprende un'analisi elaborata dagli autori nell'ambito dei lavori della Commissione Medico Scientifica Indipendente (CMSI). L'idea è quella di facilitare il dialogo sul tema della vaccinazione pediatrica anti COVID-19 sintetizzando al massimo gli argomenti essenziali che invitano a bloccarla e a fare una pausa di riflessione sia sulla pandemia che sui nuovi vaccini sviluppati per contrastarla.[1]

1. Non c'è alcuna emergenza Covid tra i bambini

Tutti gli studi scientifici sono concordi su questo punto: se contagiati dal SARS-CoV-2, i bambini sono in genere asintomatici o con sintomi lievi.

---

1 Si ringrazia Fulvio Di Blasi per il prezioso ausilio editoriale in questo e negli altri contributi del presente volume.

2. Da quando la variante Omicron è diventata dominante[2] si sono registrate più infezioni tra i bambini, ma di minore gravità (Wang et al., 2022)

Rispetto alle infezioni da variante Delta, nella fascia sino a 5 anni si è registrata una riduzione:

- del 29% di accessi al Pronto Soccorso
- del 67% dei ricoveri
- del 68% degli accessi in terapia intensiva
- del 71% per il ricorso a respirazione assistita,

che nei bambini costituivano comunque eventi rari.

2 Istituto Superiore di Sanità (ISS), "Bollettino 18 febbraio 2022, variante Omicron dominante", Pubblicato 18/02/2022 - Modificato 16/03/2022, URL: https://www.iss.it/web/guest/cov19-cosa-fa-iss-varianti/-/asset_publisher/yJS4xO2fauqM/content/flash-survey-31-gennaio-2022-variante-omicron-al-99-?_com_liferay_asset_publisher_web_portlet_AssetPublisherPortlet_INSTANCE_yJS4xO2fauqM_assetEntryId=6697267&_com_liferay_asset_publisher_web_portlet_AssetPublisherPortlet_INSTANCE_yJS4xO2fauqM_redirect=https%3A%2F%2Fwww.iss.it%2Fweb%2Fguest%2Fcov19-cosa-fa-iss-varianti%3Fp_p_id%3Dcom_liferay_asset_publisher_web_portlet_AssetPublisherPortlet_INSTANCE_yJS4xO2fauqM%26p_p_lifecycle%3D0%26p_p_state%3Dnormal%26p_p_mode%3Dview%26_com_liferay_asset_publisher_web_portlet_AssetPublisherPortlet_INSTANCE_yJS4xO2fauqM_assetEntryId%3D6697267%26_com_liferay_asset_publisher_web_portlet_AssetPublisherPortlet_INSTANCE_yJS4xO2fauqM_cur%3D0%26p_r_p_resetCur%3Dfalse.

3. I rischi di ricovero per Covid nei bambini sono molto ridotti

I ricoveri in terapia intensiva sono molto ridotti: 252 nell'intera popolazione pediatrica italiana, da 0 a 15 anni, circa 1 su 33.000 [3] bambini, spesso affetti da altre patologie. In Germania, tra bambini 5-11 anni senza patologie (Sorg et al., 2021), il rischio è stato di 1 su 50.000, e nessuno è morto.

4. Non c'è aumento di mortalità per Covid tra i bambini

L'Istituto Superiore di Sanità (ISS) ha registrato finora 40 decessi da 0 a 15 anni in due anni di pandemia,[4] quindi circa 20 casi/anno, corrispondenti a 1 decesso ogni 410.333 bambini/anno, cioè 0,24 decessi ogni 100.000/anno. 20 morti all'anno sono anche circa 100 volte meno dei 1.920 bambini da 0 a 14 anni morti in media ogni anno nel quinquennio 2015-2019 (ISTAT). Buona parte di tutti questi decessi annui da altre cause sarebbero prevenibili e meriterebbero ben maggiore attenzione. Invece, non è scontato che le vaccinazioni avrebbero impedito il decesso di tutti i 20 morti/anno da COVID-19, trattandosi in maggioranza di soggetti già affetti da serie patologie, per i quali non sappiamo se il SARS-CoV-2 sia stata l'unica causa della morte.

5. La MIS-C è rara/molto rara

La sindrome di infiammazione multisistemica pediatrica temporalmente correlata a Sars-CoV-2 (PIMS-TS, detta anche

3 STAT SALUTE, "COVID-19 in etàscolare", URL: https://www.statsalute.com/covid19-iss-scolare.

4 ISS, "Report esteso ISS - COVID-19: Sorveglianza, impatto delle infezioni ed efficacia vaccinale", 09/03/2022, URL: https://www.epicentro.iss.it/coronavirus/bollettino/Bollettino-sorveglianza-integrata-COVID-19_9-marzo-2022.pdf.

MIS-C) è risultata rara negli USA – 3,16 su 10.000 bambini infettati con Sars-CoV-2 (Payne, 2021) – ed è apparsa colpire per lo più bambini neri, ispanici e asiatici rispetto ai bianchi. È anche molto rara in Germania, con 1,7 su 10.000 casi positivi (Sorg et al., 2021). In un confronto negli USA, il rischio annuo di ricovero per MIS-C è stato circa la metà di quello di ricovero per influenza o per virus respiratorio sinciziale nei bambini da 5 a 10 anni (Encinosa et al., 2021). La sola influenza ha provocato un numero di giorni/anno di ricovero quanto COVID-19 più MIS-C insieme.

Con la vaccinazione di massa, stanno anche iniziando segnalazioni di MIS-C in bambini dopo la vaccinazione (Yousaf et al. 2022).

6. Durata e gravità dei sintomi del "Long Covid" (Molteni et al., 2021) sono simili a quelli di comuni patologie virali

Il numero dei sintomi sembra in media persino minore. Nel Regno Unito ha avuto sintomi persistenti a 4 settimane l'1,8% dei bambini dopo COVID-19, lo 0,9% dei bambini dopo altre infezioni virali respiratorie; ma in media con COVID-19 ha avuto solo 2 sintomi, e 1 spesso è stato anosmia; con altre infezioni respiratorie 5 sintomi.

Le richieste di consulenze mediche nei pazienti post COVID (Hernandez-Romieu et al. 2022) sono risultate minori rispetto a quelle dei pazienti colpiti da altre infezioni respiratorie, e i quadri clinici non sono stati nell'insieme più impegnativi. Terapie precoci efficaci possono ridurre la gravità dei rari casi complicati e le conseguenze a lungo termine.

7. Altri Paesi non raccomandano la vaccinazione pediatrica

In Svezia perché, secondo l'Agenzia della Salute,[5] i benefici non superano i rischi. In Norvegia non esiste una raccomandazione per vaccinare tutti i bambini perché «*i bambini raramente si ammalano in modo grave e la conoscenza sugli eventi avversi rari o che possono manifestarsi a distanza di tempo dalla vaccinazione è limitata*».[6] Altrettanta cautela vige nel Regno Unito, dove la vaccinazione è consigliata per la minoranza di bambini tra 5 e 11 anni a rischio di serie complicazioni o conviventi con soggetti immunodepressi.[7]

8. I bambini non sono causa importante di trasmissione in famiglia

I bambini non sono i maggiori determinanti nella diffusione del virus nemmeno in ambito familiare (Tönshoff et al., 2021).

5 REUTERS, "Sweden decides against recommending COVID vaccines for kids aged 5-11", January 28, 2022, URL: https://www.reuters.com/world/europe/sweden-decides-against-recommending-covid-vaccines-kids-aged-5-12-2022-01-27/.
6 Government.no, "Vaccination of children and adolescents against COVID-19", 14/01/2022, URL: https://www.regjeringen.no/en/aktuelt/vaccination-of-children-and-adolescents-against-covid-19/id2895513/.
7 GOV.UK, "JCVI statement on COVID-19 vaccination of children and young people: 22 December 2021", Published 22 December 2021, URL: https://www.gov.uk/government/publications/jcvi-update-on-advice-for-covid-19-vaccination-of-children-and-young-people/jcvi-statement-on-covid-19-vaccination-of-children-and-young-people-22-december-2021.

9. Anche vaccinando i bambini (e chiunque) non si può raggiungere l'immunità di gregge

È impossibile ottenere l'immunità di gregge con le vaccinazioni in uso (Obaro, 2021) a causa:

- della rapida diminuzione della protezione indotta dal vaccino,[8] che già con la variante Delta a 6-7 mesi (Chemaitelly et al., 2021, Supplementary Appendix, p. 27) o 9 mesi (Nordström et al., 2022) poteva diventare persino negativa, anche in modo significativo, come mostrano le figure sotto riprodotte:

In base a una ricca letteratura, è ormai chiarito che la vaccinazione mantiene buona efficacia per vari mesi verso la Covid-19 grave, ma che la protezione verso l'infezione, già ***negativa*** subito dopo l'inoculo (Hunter PR e Brainard J, 2021 / Craig C, BMJ 2021 / Hitchings MDT et al, 2021 / Chemaitelly H et al, 2021), poi migliora per pochi mesi, ma **si deteriora poi piuttosto in fretta** (sino forse a invertirsi - Chemaitelly, 2021 – Qatar

Table S11. Effectiveness of the BNT162b2 vaccine against any SARS-CoV-2 infection, symptomatic SARS-CoV-2 infection, or asymptomatic SARS-CoV-2 infection, with effectiveness estimated using a multivariable logistic regression analysis of associations with a PCR-positive test, January 1, 2021 to September 5, 2021, adjusting for sex, age, nationality, reason for PCR testing, and calendar week of PCR test*.

	Original sample size	SARS-CoV-2 positive	Multivariable regression analysis	Vaccine effectiveness
			OR (95% CI)	% (95% CI)
Any SARS-CoV-2 infection				
Unvaccinated	[illegible]	[illegible]	00	
0-13 days after first dose	[illegible]	[illegible]	05 (1.02-1.09)	-5.3 (-9.0 ; -1.7)
≥14 days after first dose and no second dose	[illegible] (4.7)	2,897 (17.5)	0.67 (0.65-0.70)	32.5 (29.5 ; 35.4)
1st month after the second dose	58,187 [illegible]	3,296 (5.7)	0.22 (0.21-0.23)	78.0 (77.1 ; 78.8)
2nd month after the second dose	31,702 [illegible]	[illegible]758 (5.5)	0.29 (0.27-0.30)	71.4 (69.9 ; 72.8)
3rd month after the second dose	[illegible]	[illegible]	0.36 (0.33-0.38)	64.3 (61.9 ; 66.7)
4th month after the second dose	[illegible]	[illegible]	0.59 (0.54-0.64)	41.3 (36.0 ; 46.1)
5th month after the second dose	9,41[illegible]	[illegible]	1.11 (1.03-1.21)	-11.4 (-21.1 ; -2.5)
6th month after the second dose	8,8[illegible]	[illegible]	1.21 (1.10-1.33)	-20.6 (-32.5 ; -9.8)
7th month or greater after the second dose	2,0[illegible]	[illegible]	1.43 (1.22-1.68)	-43.4 (-68.3 ; -22.1)

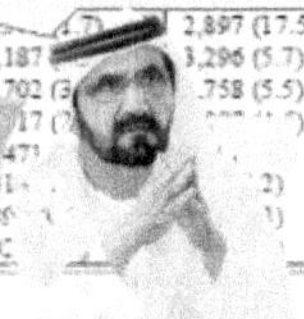

benché con altre modalità di calcolo, indicate nel testo principale dell'articolo, la **protezione tra 5-7 mesi resterebbe di segno positivo, anche se di entità trascurabile**, come ammettono gli autori. Essi inoltre usano il *disegno test-negativo*, che tende a esagerare l'efficacia vaccinale

8 ISS, "Epidemia COVID-19 - Aggiornamento nazionale 24 novembre 2021", URL: http://www.quotidianosanita.it/allegati/allegato472190.pdf.

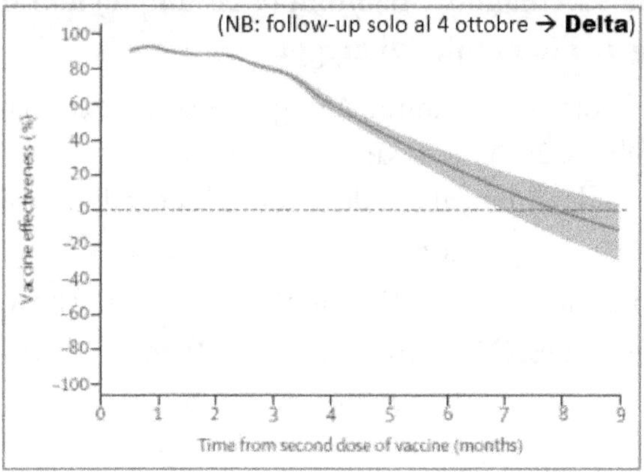

Figure 2: Vaccine effectiveness (any vaccine) against SARS-CoV-2 infection of any severity in 842 974 vaccinated individuals matched to an equal number of unvaccinated individuals for up to 9 months of follow-up
The association is shown using proportional hazards models with 95% CIs (shaded areas) and restricted cubic splines. The model was adjusted for age, baseline date, sex, homemaker service, place of birth, education, and comorbidities at baseline.

La protezione da una **infezione di ogni gravità** in Svezia

- non è più statisticamente significativa a **7 mesi**
- è nulla a **8 mesi**
- è tendenzialmente negativa, cioè sotto alla protezione dei non vaccinati, a **9 mesi**

sebbene tra i non vaccinati abbiano espressamente escluso tutti i soggetti con una precedente infezione.

4

- dell'incapacità di prevenire la trasmissione di SARS-CoV-2 a distanza del completamento del ciclo vaccinale;[9]
- della presenza di un gran numero già identificato di serbatoi animali, selvatici ma anche domestici, per il virus Sars-CoV-2: cani, gatti, altri felini, mustelidi, roditori (Maurin et al., 2021).

9 K. Becker, "CDC Director Changes Her Story, Now Admits COVID Vaccines Don't Prevent Virus Transmission", BECKER NEWS, August 6, 2021, URL: https://beckernews.com/walensky-180-40752/.

10. I vaccini si sono rivelati inefficaci nel prevenire l'infezione

- nelle due settimane circa successive all'inoculo (Day, 2021);
- nel medio termine (Fabiani, 2022), perché la protezione dall'infezione, che parte bene dopo i primi 14 giorni, quasi si azzera (Chemaitelly et al., 2021) 5 mesi dopo la 2a dose, sino persino a invertirsi (Nordström et al., 2022), perché i soggetti completamente vaccinati diventano addirittura meno protetti dall'infezione. Ciò è dimostrato già con la variante Delta anche in Italia dall'ISS, che ha pubblicato sul BMJ i seguenti grafici:

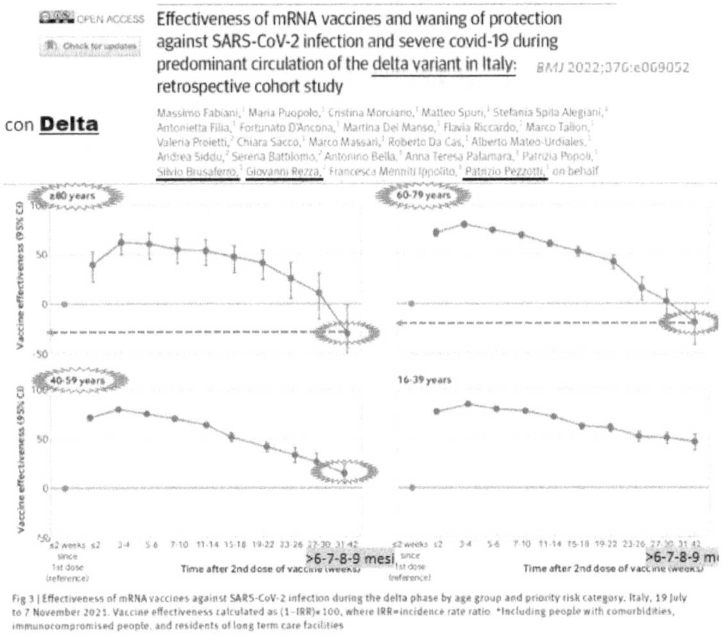

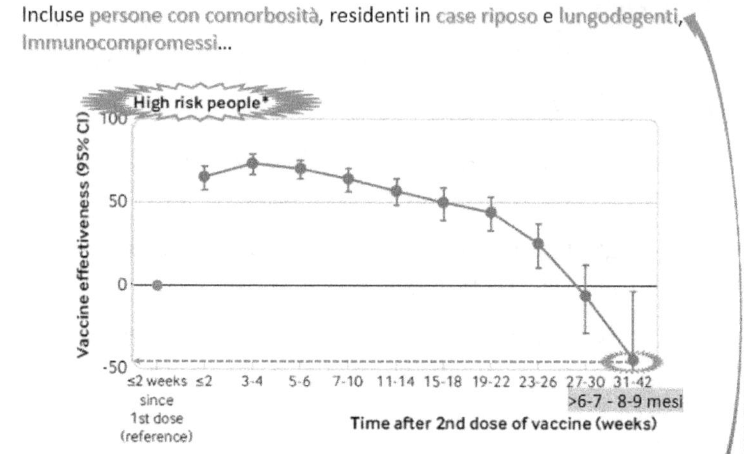

Fig 3 | Effectiveness of mRNA vaccines against SARS-CoV-2 infection during the delta phase by age group and priority risk category, Italy, 19 July to 7 November 2021. Vaccine effectiveness calculated as (1−IRR)×100, where IRR=incidence rate ratio. *Including people with comorbidities, immunocompromised people, and residents of long term care facilities

11. La variante Omicron ha ridotto l'efficacia dei vaccini

In Danimarca l'efficacia pratica è risultata 55% nel 1° mese dopo l'inoculo, a tre mesi era prossima allo zero, ed è precipitata a -76,5% tra i 3 e i 5 mesi (Hansen et al., 2021). Una terza dose ha fatto risalire la protezione ai livelli iniziali, ma quanto durerà? Israele e il Ministero della Salute italiano parlano già di quarta dose per tutti.

Nello Stato di New York, nei bambini di 5-11 anni (Dorabawila et al., 2022)

- la protezione dal ricovero è diminuita al 48% un mese dopo la 2a dose
- la protezione dall'infezione è crollata al 12% dopo un mese, e si è addirittura invertita a soli 45 giorni, per cui i non vaccinati si sono infettati il 30% in meno rispetto ai vaccinati, come dal grafico qui riprodotto.

Effectiveness of the BNT162b2 vaccine among children 5-11 and 12-17 years in New York after the Emergence of the Omicron Variant

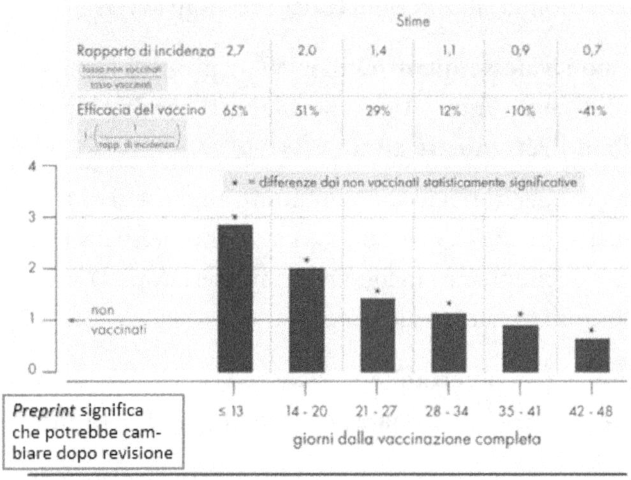

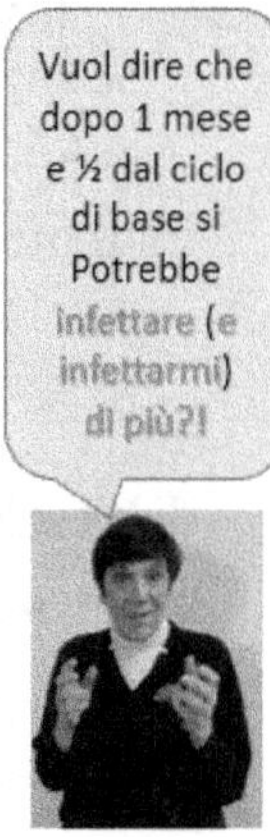

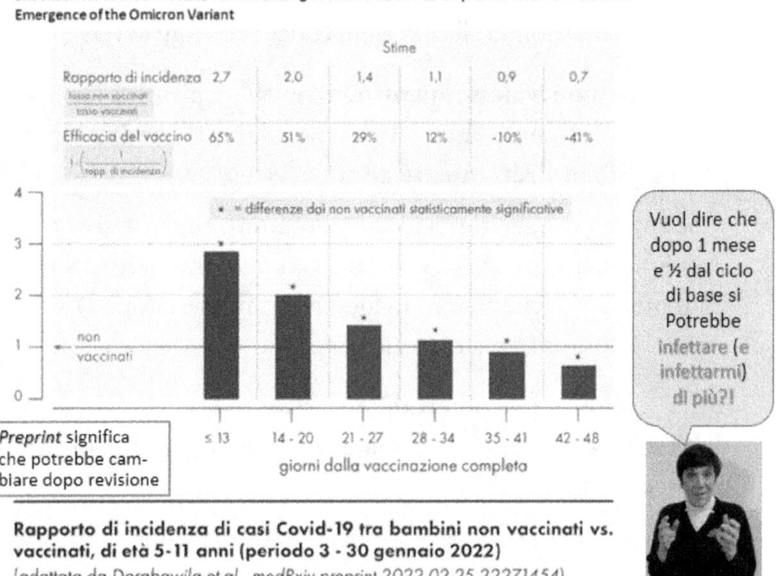

Rapporto di incidenza di casi Covid-19 tra bambini non vaccinati vs. vaccinati, di età 5-11 anni (periodo 3 - 30 gennaio 2022)
(adattata da *Dorabawila et al., medRxiv preprint* 2022.02.25.22271454)

Ciò significa che uno dei maggiori argomenti usati a favore della vaccinazione dei bambini, ridurre i rischi per anziani fragili ed eventuali compagni di scuola che non si possano vaccinare, si rovescia nel suo opposto dopo solo un mese e mezzo dalla seconda dose.

12. I non vaccinati non favoriscono in modo particolare varianti e circolazione virale

La mancata vaccinazione *non* favorisce la circolazione del virus (Cevik et al., 2020) e la nascita delle varianti rispetto ai vaccinati (Craig, 2021), nel medio periodo. Infatti, in un anno di 52 settimane, se il bambino non si infetta non è mai infettivo, se si infetta lo è per una settimana, e per le altre 51 è diventato immune. Anche il vaccinato (Chemaitelly et al., 2021) è più suscettibile a infezioni (Craig, 2021) nelle due settimane che seguono l'inoculo (Hitchings et al., 2021), che oltretutto va ripetuto almeno tre volte, con somma dei relativi periodi di maggior suscettibilità alle infezioni (e delle reazioni avverse).

13. Se non valesse quanto chiarito ai punti 11 e 12, non sarebbe comunque etico vaccinare i bambini per proteggere indirettamente altri

Se anziani e soggetti fragili sono immunizzati, i rischi di trasmissione derivanti dalla mancata vaccinazione dei bambini sono molto ridotti, quanto meno nei primi mesi dopo la vaccinazione, prima che la protezione declini.

14. Non è accettabile ricorrere al ricatto dell'esclusione dalla vita sociale per costringere i bambini alla vaccinazione

Oltretutto, la loro esclusione dalla vita sociale non è neppure razionale, come spiegato ai punti 20 e 21.

15. Il numero di bambini (e di eventi rilevati) nei trial sui vaccini è insufficiente

Il numero di bambini reclutati negli studi clinici (Walter et al., 2022) di fase 2/3 (1517 vaccinati vs 751 con iniezione salina) e seguiti per soli 2,3 mesi è del tutto insufficiente per rilevare possibili eventi avversi gravi e rari.

16. I rischi della vaccinazione pediatrica superano i benefici (salvo eccezioni)

I rischi della vaccinazione COVID-19 in età pediatrica superano in modo dimostrabile i benefici, sia negli_studi registrativi (Ali et al., 2021), sia nei pochi esempi di sorveglianza attiva (Hause et al., 2021), che mostrano reazioni avverse nella maggioranza dei vaccinati, e reazioni *severe*, con impatto sulla salute (dall'impedire la normale attività quotidiana al richiedere assistenza medica di intensità crescente), nell'11%~ di 12-17enni dopo la 1ª dose e nel 27% in media dopo la 2ª dose (Hause et al., 2021, Table 3).

L'AIFA afferma «non si rilevano al momento segnali di allerta in termini di sicurezza». Mentre il Rapporto Annuale AIFA,[10] basato sulla sorveglianza passiva, cioè sulle segnalazioni spontanee, riporta (al 26-12-2021) sole 109 segnalazioni di sospette reazioni avverse in media ogni 100.000 dosi somministrate, il rapporto **v-safe** (sorveglianza attiva), pubblicato dai CDC (*Centers for Disease Control and Prevention*)[11] negli USA (table 5) riporta per i 2 vaccini a mRNA 68.600 reazioni x 100.000 prime dosi somministrate e 71.700 reazioni x 100.000 seconde dosi (Rosenblum et al., 2022).

Ne consegue che il Report AIFA riporta una frequenza di segnalazioni *~640 volte inferiore a v-safe,* dimostrando la totale inadeguatezza della sorveglianza passiva.

Sbaglierebbe chi pensasse che tale incredibile divario riguardi solo reazioni lievi, di scarsa importanza. Se infatti si considerano le reazioni gravi (*severe*), "con impatto sulla salute", la sottovalutazione per paradosso è ancora maggiore. Infatti, **v-safe riporta ~1.250 volte più reazioni avverse *severe*** rispetto al Rapporto AIFA.

17. Esposizione a rischi di eventi avversi anche severi

I bambini e gli adolescenti sarebbero esposti a rischi di eventi avversi anche severi, non solo immediati, ma possibili anche a medio e lungo termine, che iniziano ad emergere con aumento di miocarditi nei maschi (Høeg et al., 2021), di irregolarità

10 AIFA, "AIFA pubblica il Rapporto annuale sulla sicurezza dei vaccini anti-COVID-19", URL: https://www.aifa.gov.it/-/aifa-pubblica-rapporto-annuale-su-sicurezza-vaccini-anti-covid-19.

11 CDC, "v-safe After Vaccination Health Checker", Updated Jan. 20, 2022, URL: https://www.cdc.gov/coronavirus/2019-ncov/vaccines/safety/vsafe.html.

mestruali nelle ragazze[12] e di malattie autoimmuni (Iba et al., 2022). Gli eventi avversi possono aumentare con i richiami, prospettati ormai almeno ogni anno.

18. Le miocarditi

Nonostante non ne sia ancora definita l'esatta incidenza, dopo la seconda somministrazione del vaccino Pfizer le segnalazioni spontanee di miocardite nei maschi di età 16-17 anni sono risultate oltre 100 volte maggiori rispetto ai casi attesi (Oster et al., 2021),

Table 2. Reports to VAERS After mRNA-Based COVID-19 Vaccination That Met the CDC's Case Definition for Myocarditis Within a 7-Day Risk Interval per Million Doses of Vaccine Administered

	Reported cases of myocarditis within a 7-d risk interval per million doses of vaccine administered (95% CI)[a]				Expected cases of myocarditis in a 7-d risk interval per million doses (95% CI)[c]
	Vaccination with BNT162b2		Vaccination with mRNA-1273[b]		
	First dose	Second dose	First dose	Second dose	
Males					
Age group, y					
12-15	7.06 (4.88-10.23)	70.73 (61.68-81.11)			0.53 (0.40-0.70)
16-17	7.26 (4.45-11.86)	105.86 (91.65-122.27)			1.34 (1.05-1.72)
18-24	3.82 (2.40-6.06)	52.43 (45.56-60.33)	10.73 (7.50-15.34)	56.31 (47.08-67.34)	1.76 (1.58,1.98)

mentre per i maschi di età inferiore ai 40 anni (Patone et al., 2021) si registra un eccesso di 3, 12 e 13 casi di miocarditi/milione nelle 4 settimane dopo la 1a, la 2a e la 3a dose del vaccino Pfizer; e di ben 12 e 101 casi di miocarditi/milione dopo la 1a e la 2a dose del vaccino Moderna.

Nei ragazzi di 12-17 anni con precedente infezione e senza comorbidità, anche una dose comporta più rischi che benefici (Krug et al., 2022).

A differenza di quanto sostengono le Società Professionali pediatriche, che minimizzano la gravità di queste mi-

12 U.S. National Institute of Health, "COVID-19 Vaccines and the Menstrual Cycle", Update: January 20, 2022, URL: https://covid19.nih.gov/news-and-stories/covid-19-vaccines-and-menstrual-cycle.

o/pericarditi vaccinali, la *European Medicines Agency* (EMA) ha confermato che il decorso delle mio/pericarditi nei vaccinati non è diverso da quello che tali patologie presentano nella popolazione generale: dunque costituiscono sempre eventi avversi gravi.[13]

19. Esiti definitivi non rassicuranti per i vaccini a mRNA

Gli esiti più definitivi (*mortalità totale*, non solo da COVID-19) negli studi clinici con vaccini a mRNA sugli adulti non sono ad oggi rassicuranti (Friedman, 2021), e richiederebbero un urgente approfondimento scientifico, come pure l'eccesso di mortalità nelle fasce di età inferiori ai 65 anni nel 2021 rispetto al 2020 che emerge in EuroMOMO,[14] coerente con i dati ISTAT 2021 verso 2020 disponibili per giovani adulti italiani.

20. È controproducente impedire l'infezione da Sars-CoV-2 nei bambini

In generale, è controproducente impedire l'infezione da Sars-CoV-2 nei bambini perché li espone al rischio di contrarre la malattia in età più avanzate (Lavine et al., 2021), con maggiori possibilità di decorsi più gravi, mentre in età pediatrica la malattia è quasi sempre lieve o asintomatica e produce un'immunità naturale persistente (Radbruch et al., 2021).

---

13 EMA, "Meeting highlights from the Pharmacovigilance Risk Assessment Committee (PRAC) 29 November - 2 December 2021", News 03/12/2021, URL: https://www.ema.europa.eu/en/news/meeting-highlights-pharmacovigilance-risk-assessment-committee-prac-29-november-2-december-2021.

14 EUROMOMO, "Graphs and maps", Last updated on week 17, 2022, URL: https://www.euromomo.eu/graphs-and-maps.

21. Con opportune cautele, l'immunità naturale andrebbe favorita in queste fasce d'età

Vanno discusse in base a dati scientifici strategie che consentano lo sviluppo dell'immunità naturale nei gruppi a minimo rischio di forme gravi di COVID-19 (Lavine et al., 2021), poiché allo stato delle conoscenze l'immunità acquisita con l'infezione naturale è più robusta e duratura di quella vaccinale (Renk et al., 2021). Ciò dà un vantaggio individuale al bambino, ma anche alla sua famiglia, ai nonni e all'intera comunità

22. I conflitti di interessi rendono tanti studi poco affidabili

Gli studi randomizzati sinora pubblicati sono finanziati dal produttore. Gli autori hanno in maggioranza importanti relazioni finanziarie con le industrie produttrici o sono loro dipendenti. Il numero di eventi è basso al momento dell'interruzione/rottura anticipata del doppio cieco. Lo stesso mantenimento iniziale del doppio cieco è quanto meno poco chiaro. Queste quattro[15] condizioni (Lundh et al., 2017) portano ciascuna (Ahn et al., 2017) a esagerare in modo sistematico i benefici (Bassler et al., 2010) e la sicurezza dei prodotti in corso di valutazione.

15 NoGrazie, "Quanta credibilità dei risultati di efficacia e sicurezza, se i trial hanno certe caratteristiche?", 4 maggio 2021, URL: http://www.nograzie.eu/quanta-credibilita-dei-risultati-di-efficacia-e-sicurezza-se-i-trial-hanno-certe-caratteristiche/.

23. Le società professionali, finanziate dalle case farmaceutiche, non esprimono linee guida e raccomandazioni indipendenti

Importanti Società professionali che insistono per una vaccinazione universale dei bambini ricevono cospicui finanziamenti[16] dalle industrie farmaceutiche (esempio).[17]

24. Niente cure per i bambini danneggiati da questi vaccini

Non sono ancora disponibili cure per i bambini danneggiati da questi vaccini mentre sono disponibili interventi profilattici e utili terapie precoci per la COVID-19[18]

Bibliografia

Ahn, R., Woodbridge, A., Abraham, A., Saba, S., Korenstein, D., Madden, E., Boscardin, W.J., Keyhani, S. (2017). Financial Ties of Principal Investigators and Randomized Controlled Trial Outcomes: Cross Sectional Study. BMJ. 2017 Jan 17;356:i6770. doi: 10.1136/bmj.i6770. PMID: 28096109; PMCID: PMC5241252.

16 CODACONS, "I controllori delle medicine in Italia finanziati da una casa farmaceutica", 24 gennaio 2019, URL: https://codacons.it/i-controllori-delle-medicine-in-italia-finanziati-da-una-casa-farmaceutica/.

17 EFPIA, "Anno di rendicontazione: 2019", URL: http://efpiadisclosurecode.gsk.com/GSK_IT_2019_EFPIA_HCPO_Disclosure_Report.pdf.

18 Cfr. A. Donzelli, "Terapie precoci sicure, economiche, accessibili e di utilità documentata", https://youtu.be/2GUX6I1m7yc?t=1791, dal min. 30'.

Ali, K., Berman, G., Zhou, H., Deng, W., Faughnan, V., Coronado-Voges, M., Ding, B., Dooley, J., Girard, B., Hillebrand, W. Pajon, R., Miller, J.M., et al. (2021). Evaluation of mRNA-1273 SARS-CoV-2 Vaccine in Adolescents. N Engl J Med 2021; 385:2241-2251. doi: 10.1056/NEJMoa2109522.

Bassler, D., Briel, M., Montori, V.M., et al. (2010). Stopping Randomized Trials Early for Benefit and Estimation of Treatment Effects: Systematic Review and Meta-regression Analysis. *JAMA*. 2010;303(12):1180–1187.
doi:10.1001/jama.2010.310.

Cevik, M., Tate, M., Lloyd, O., Maraolo, A.E., Schafers, J., Ho, A. (2020). SARS-CoV-2, SARS-CoV, and MERS-CoV Viral Load Dynamics, Duration of Viral Shedding, and Infectiousness: A Systematic Review and Meta-Analysis. The Lancet. V. 2, I. 1, E13-E22, January 01, 2021. doi:https://doi.org/10.1016/S2666-5247(20)30172-5.

Chemaitelly, H., Tang, P., Hasan, M.R., et al. (2021). Waning of BNT162b2 Vaccine Protection Against SARSCoV-2 Infection in Qatar. N Engl J Med 2021;385:e83. DOI: 10.1056/NEJMoa2114114. Supplementary Appendix: https://www.nejm.org/doi/suppl/10.1056/NEJMoa2114114/suppl_file/nejmoa2114114_appendix.pdf.

Craig, C. (2021). Rapid Response: Thinking Beyond Behavioural Change as an Explanation for Increased COVID Post Vaccination. BMJ. March 26, 2021. https://www.bmj.com/content/372/bmj.n783/rr.

Day, M. (2021). Covid-19: Stronger Warnings Are Needed to Curb Socialising After Vaccination, Say Doctors and Behavioural Scientists. BMJ 2021;372:n783. doi: https://doi.org/10.1136/bmj.n783.

Dorabawila, V., Hoefer, D., Bauer, U.E., Bassett, M.T., Lutterloh, E., Rosenberg, E.S. (2022). Effectiveness of the BNT162b2 Vaccine Among Children 5-11 and 12-17 Years in New York After the Emergence of the Omicron Variant. medRxiv 2022.02.25.22271454; doi: https://doi.org/10.1101/2022.02.25.22271454.

Encinosa, W., Figueroa, J., Elias, Y. (2021). Severity of Hospitalizations From SARS-CoV-2 vs Influenza and Respiratory Syncytial Virus Infection in Children Aged 5 to 11 Years in 11 US States. *JAMA Pediatr.* 2022;176(5):520–522. doi:10.1001/jamapediatrics.2021.6566.

Fabiani, M., Puopolo, M., Morciano, C., Spuri, M., Spila, Alegiani, S., Filia, A. et al. (2022). Effectiveness of mRNA Vaccines and Waning of Protection Against SARS-CoV-2 Infection and Severe Covid-19 During Predominant Circulation of the Delta Variant in Italy: Retrospective Cohort Study *BMJ* 2022; 376 :e069052 doi:10.1136/bmj-2021-069052.

Friedman, A. (2021). Vaccine Mandates: Unscientific, Divisive, and Enormously Costly. Brownstone Institute. December 2, 2021, URL: https://brownstone.org/articles/vaccine-mandates-unscientific-divisive-and-enormously-costly/.

Hause, A.M., Gee, J., Baggs, J., et al. (2021). COVID-19 Vaccine Safety in Adolescents Aged 12-17 Years - United States, December 14, 2020-July 16, 2021. *MMWR Morb Mortal Wkly Rep.* 2021;70(31):1053-1058. Published 2021 Aug 6. doi:10.15585/mmwr.mm7031e1.

Hernandez-Romieu, A.C., Carton, T.W., Saydah, S., et al. (2022). Prevalence of Select New Symptoms and Conditions Among Persons Aged Younger Than 20 Years and 20 Years or Older at 31 to 150 Days After Testing Positive or Negative for

SARS-CoV-2. *JAMA Netw Open*. 2022;5(2):e2147053. Published 2022 Feb 1. doi:10.1001/jamanetworkopen.2021.47053.

Hitchings, M.D.T., Ranzani, O.T., Scaramuzzini Torres, M.S., Barbosa de Oliveira, S., Almiron, M., Said, R., Borg, R., Schulz, W.L., Dias de Oliveira, R., Vieira da Silva, P., Barros de Castro, D., de Souza Sampaio, V., de Albuquerque, B.C., Costa Amorim Ramos, T., Hussami Hauache Fraxe, S., da Costa, C.F., Naveca, F.G., Siqueira, A.M., de Araújo, W.N., Andrews, J.R., Cummings, D.A.T., Ko, A.I., Croda, J. (2021). Effectiveness of CoronaVac Among Healthcare Workers in the Setting of High SARS-COV-2 Gamma Variant Transmission in Manaus, Brazil: A Test-Negative Case-Control Study. medRxiv 2021.04.07.21255081; DOI: https://doi.org/10.1101/2021.04.07.21255081.

Hansen, C.H., Blicher Schelde, A., Rask Moustsen-Helm, I., Emborg, H.-D., Krause, T.G., Mølbak, K., Valentiner-Branth, P. (2021). Vaccine Effectiveness Against SARS-CoV-2 Infection with the Omicron or Delta Variants Following a Two-Dose or Booster BNT162b2 or mRNA-1273 Vaccination Series: A Danish Cohort Study. medRxiv 2021.12.20.21267966; doi: https://doi.org/10.1101/2021.12.20.21267966.

Høeg, T.B., Krug, A., Stevenson, J., Mandrola, J. (2021). SARS-CoV-2 mRNA Vaccination-Associated Myocarditis in Children Ages 12-17: A Stratified National Database Analysis. medRxiv 2021.08.30.21262866; doi: https://doi.org/10.1101/2021.08.30.21262866. Now published in *European Journal of Clinical Investigation* doi: 10.1111/eci.13759.

Hunter, P.R., Brainard, J. (2021). Estimating the Effectiveness of the Pfizer COVID-19 BNT162b2 Vaccine After a Single Dose. A Reanalysis of a Study of "Real-World" Vaccination Outcomes from Israel. medRxiv 2021.02.01.21250957; DOI: https://doi.org/10.1101/2021.02.01.21250957.

Iba, T., Levy, J.H., Warkentin, T.E. (2022). Recognizing Vaccine-Induced Immune Thrombotic Thrombocytopenia. Crit Care Med. 2022 Jan 1;50(1):e80-e86. doi: 10.1097/CCM.0000000000005211. PMID: 34259661; PMCID: PMC8670081.

Krug, A., Stevenson, J., Høeg, T.B. (2022). BNT162b2 Vaccine-Associated Myo/Pericarditis in Adolescents: A Stratified Risk-Benefit Analysis. Eur J Clin Invest. 2022;52:e13759. https://doi.org/10.1111/eci.13759.

Lavine, J.S., Bjornstad, O., Antia, R. (2021). Vaccinating Children Against SARS-CoV-2. BMJ 2021;373:n1197. doi: https://doi.org/10.1136/bmj.n1197.

Lundh, A., Lexchin, J., Mintzes, B., Schroll, J.B., Bero, L. (2017). Industry Sponsorship and Research Outcome. Cochrane Database of Systematic Reviews 2017, Issue 2. Art. No.: MR000033. doi: 10.1002/14651858.MR000033.pub3.

Maurin, M., Fenollar, F., Mediannikov, O., Davoust, B., Devaux, C., Raoult, D. (2021). Current Status of Putative Animal Sources of SARS-CoV-2 Infection in Humans: Wildlife, Domestic Animals and Pets. Microorganisms. 2021 Apr 17;9(4):868. doi: 10.3390/microorganisms9040868. PMID: 33920724; PMCID: PMC8072559.

Molteni, E., Sudre, C.H., Canas, L.S., Bhopal, S.S., Hughes, R.C., Antonelli, M., Murray, B., Kläser, K., Kerfoot, E., Chen, L., Deng, J., Hu, C., Selvachandran, S., Read, K., Capdevila Pujol, J., Hammers, A., Spector, T.D., Ourselin, S., Steves, C.J., Modat, M., Absoud, M., Duncan, E.L. (2021). Illness Duration and Symptom Profile in Symptomatic UK School-Aged Children Tested for SARS-CoV-2. The Lancet. V. 5, I. 10, P708-718, OCTOBER 01, 2021. DOI:https://doi.org/10.1016/S2352-4642(21)00198-X.

Nordström, P., Ballin, M., Nordström, A. (2022). Risk of Infection, Hospitalisation, and Death up to 9 Months After a Second Dose of COVID-19 Vaccine: A Retrospective, Total Population Cohort Study in Sweden. The Lancet. V. 399, I. 10327, P814-823, February 26, 2022. DOI:https://doi.org/10.1016/S0140-6736(22)00089-7.

Obaro, S. (2021). COVID-19 Herd Immunity by Immunisation: Are Children in the Herd? The Lancet. V. 21, I. 6, P758-759, JUNE 01, 2021. DOI:https://doi.org/10.1016/S1473-3099(21)00212-7.

Oster, M.E., Shay, D.K., Su, J.R., et al. (2021). Myocarditis Cases Reported After mRNA-Based COVID-19 Vaccination in the US From December 2020 to August 2021. *JAMA.* 2022;327(4):331–340. doi:10.1001/jama.2021.24110.

Patone, M., Mei, X.W., Handunnetthi, L., Dixon, S., Zaccardi, F., Shankar-Hari, M., Watkinson, P., Khunti, K., Harnden, A., Coupland, C.A.C., Channon, K.M., Mills, N.L., Sheikh, A., Hippisley-Cox, J. (2021). Risk of Myocarditis Following Sequential COVID-19 Vaccinations by Age and Sex. medRxiv 2021.12.23.21268276; doi: https://doi.org/10.1101/2021.12.23.21268276.

Payne, A.B., Gilani, Z., Godfred-Cato, S., et al. (2021). Incidence of Multisystem Inflammatory Syndrome in Children Among US Persons Infected With SARS-CoV-2. *JAMA Netw Open.* 2021;4(6):e2116420. doi:10.1001/jamanetworkopen.2021.16420.

Radbruch, A., Chang, H.-D. (2021). A Long-Term Perspective on Immunity to COVID. Nature. June 14, 2021. https://www.nature.com/articles/d41586-021-01557-z.

Renk, H., Dulovic A., Becker, M., Fabricius, D., Zernickel, M., Junker, D., Seidel, A., Groß, R., Hilger, A., Bode, S., Fritsch, L., Frieh, P., Haddad, A., Görne, T., Remppis, J., Ganzemueller, T., Dietz, A., Huzly, D., Hengel, H., Kaier, K., Weber, S., Jacobsen, E.-M., Kaiser, P.D., Traenkle, B., Rothbauer, U., Stich, M., Tönshoff, B., Hoffmann, G.F., Müller, B., Ludwig, C., Jahrsdörfer, B., Schrezenmeier, H., Peter, A., Hörber, S., Iftner, T., Münch, J., Stamminger, T., Groß, H-J., Wolkewitz, M., Engel, C., Rizzi, M., Henneke, P., Franz, A.R., Debatin, K.-M., Schneiderhan-Marra, N., Janda, A., Elling, R. (2021). Typically Asymptomatic But with Robust Antibody Formation: Children's Unique Humoral Immune Response to SARS-CoV-2. medRxiv 2021.07.20.21260863; doi: https://doi.org/10.1101/2021.07.20.21260863.

Rosenblum, H.G., Gee, J., Liu, R., Marquez, P.L., Zhang, B., Strid, P., Abara, W.E., McNeil, M.M., Myers, T.R., Hause, A.M., Su, J.R., Markowitz, L.E., Shimabukuro, T.T., Shay, D.K. (2022). Safety of mRNA Vaccines Administered During the Initial 6 Months of the US COVID-19 Vaccination Programme: An Observational Study of Reports to the Vaccine Adverse Event Reporting System and v-safe. The Lancet Infect Dis. 2022 Mar 7:S1473-3099(22)00054-8. doi: 10.1016/S1473-3099(22)00054-8. Epub ahead of print. PMID: 35271805; PMCID: PMC8901181.

Sorg, A.L., Hufnagel, M., Doenhardt, M., Diffloth, N., Schroten, H., Kries, R. v., Berner, R., Armann, J. (2021). Risk of Hospitalization, Severe Disease, and Mortality Due to COVID-19 and PIMS-TS in Children with SARS-CoV-2 Infection in Germany. medRxiv 2021.11.30.21267048; doi: https://doi.org/10.1101/2021.11.30.21267048.

Tönshoff, B., Müller, B., Elling, R., et al. (2021). Prevalence of SARS-CoV-2 Infection in Children and Their Parents in Southwest Germany. *JAMA Pediatr.* 2021;175(6):586–593. doi:10.1001/jamapediatrics.2021.0001.

Walter, E.B., Talaat, K.R., Sabharwal, C., Gurtman, A., Lockhart, S., Paulsen, G.C., Barnett, E.D., Muñoz, F.M., Maldonado, Y., Pahud, B.A., Domachowske, J.B., Simões, E.A.F., et al., for the C4591007 Clinical Trial Group. (2022). Evaluation of the BNT162b2 Covid-19 Vaccine in Children 5 to 11 Years of Age. N Engl J Med 2022; 386:35-46. doi: 10.1056/NEJMoa2116298.

Wang, L., Berger, N.A., Kaelber, D.C., Davis, P.B., Volkow, N.D., Xu, R. (2022). COVID Infection Severity in Children Under 5 Years Old Before and After Omicron Emergence in the US. medRxiv 2022.01.12.22269179; doi: https://doi.org/10.1101/2022.01.12.22269179.

Yousaf, A.R., Cortese, M.M., Taylor, A.W., Broder, K.R., Oster, M.E., Wong, J.M., Guh, A.Y., McCormick, D.W., Kamidani, S., Schlaudecker, E.P., Edwards, K.M., Creech, C.B., Staat, M.A., Belay, E.D., Marquez, P., Su, J.R., Salzman, M.B., Thompson, D., Campbell, A.P., and theMIS-C Investigation Authorship Group. (2022). Reported Cases of Multisystem Inflammatory Syndrome in Children Aged 12–20 Years in the USA Who Received a COVID-19 Vaccine, December, 2020, Through August, 2021: A Surveillance Investigation. The Lancet V. 6, I. 5, P303-312, MAY 01, 2022. DOI: https://doi.org/10.1016/S2352-4642(22)00028-1.

Capitolo 8

Vaccini a mRNA e sistema immunitario: alleati o nemici?

Vincenzo Cuteri

I vaccini possono essere considerati i migliori strumenti atti a controllare ed eradicare le malattie infettive. La vaccinazione contro il vaiolo, chiamata variolazione, consisteva nell'iniezione del virus omologo in grado di promuovere modeste lesioni locali autorigeneranti che garantivano una protezione forte e duratura.

Nel 1796, Edward Jenner scoprì il principio della vaccinazione quando usò il virus del vaiolo bovino per indurre l'immunità crociata e prevenire il vaiolo umano in un bambino. Il suo grande merito fu quello di avviare una massiva campagna di vaccinazione contro il vaiolo e di scoprire che la protezione incrociata promossa da un organismo eterologo, sebbene imparentato, era sufficiente a garantire l'efficacia e ridurre i problemi di sicurezza del vaccino vivo omologo.

Nel 1967, in conseguenza di questa massiva campagna di vaccinazione attuata per la salute mondiale, il vaiolo è stata considerata la prima e ancora unica infezione virale umana mai debellata. Ironia della sorte, Jenner non ha mai saputo che il vaiolo era causato da un virus, non essendo a quel tempo ancora noti, il che suggerisce che ciò che è necessario per l'eradicazione di una malattia è l'uso sistematico in tutto il mondo di un vaccino potente ed efficace.

Da allora i vaccini sono sempre stati classificati come preparati biologici costituiti da microrganismi uccisi o attenuati, ossia resi meno virulenti, oppure da alcuni loro antigeni, o da sostanze prodotte dai microorganismi e rese innocue (come, ad esempio, l'anatossina tetanica) oppure, ancora, da proteine ottenute con tecniche di ingegneria genetica.

Generalmente i vaccini contengono anche acqua sterile per iniezioni o soluzione fisiologica e alcuni, quelli inattivati, possono contenere anche un adiuvante, ossia una sostanza utile per migliorare la risposta del sistema immunitario che ha la funzione di richiamare nel punto di inoculo cellule infiammatorie, un conservante o un antibiotico con lo scopo di per prevenire la contaminazione del vaccino da parte di batteri, e infine qualche stabilizzante per mantenere inalterate le proprietà del vaccino durante lo stoccaggio.

1. Tipologie di vaccini ed emergenza COVID-19

Volendo stilare una classificazione dei vaccini, a grandi linee potremmo dire che ne esistono varie tipologie:[1]

- vaccini vivi attenuati: prodotti a partire da agenti infettivi che con diverse modalità sono resi non patogeni, ossia non più in grado di indurre malattia;
- vaccini inattivati: prodotti utilizzando batteri o virus uccisi tramite calore o con mezzi chimici;

1 Tipologia di vaccini. Dipartimento della salute e dei servizi umani degli Stati Uniti d'America URL:
https://www.hhs.gov/immunization/basics/types/index.html.

- vaccini ad antigeni purificati: prodotti attraverso diverse tecniche di purificazione delle componenti batteriche o virali;
- vaccini ad anatossine: prodotti utilizzando le esotossine prodotte da diversi batteri, che una volta inattivate non sono più in grado di provocare la malattia ma rimane inalterata la oro capacità di attivare il sistema immunitario dell'organismo;
- vaccini proteici ricombinanti: prodotti mediante la ricombinazione del DNA, una tecnologia che prevede l'inserimento di materiale genetico codificante per un antigene (una proteina o anche solo una parte di essa) in altri microrganismi che saranno in grado di produrre la proteina che attiverà il sistema immunitario; quest'ultima sarà poi estratta e purificata e rappresenterà il vaccino.

Dall'11 gennaio del 2020, giorno in cui viene per la prima volta pubblicata la sequenza genomica del virus SARS-CoV-2,[2] il mondo inizia a dedicarsi alla produzione di un vaccino che rispettando i soliti parametri necessari di sicurezza ed efficacia, fosse in grado di arginare la dilagante infezione che ormai aveva assunto le caratteristiche di una pandemia.

Si tratta di una emergenza sanitaria globale, l'intera popolazione mondiale è a rischio; quindi, si procede rapidamente comprimendo all'inverosimile i tempi di sperimentazione al fine di ottenere al più presto un prodotto disponibile sul mercato. La paura dilaga, i morti aumentano e quindi è necessario avere uno strumento di prevenzione in tempi rapidissimi.

Alcuni vaccini, in particolare quelli prodotti in Cina, vengono realizzati utilizzando la stessa tecnologia di produzione

2 Severe acute respiratory syndrome coronavirus 2 isolate Wuhan-Hu-1, complete genome. GenBank: MN908947.3. https://www.ncbi.nlm.nih.gov/nuccore/MN908947.

dei vaccini classici, altri sono realizzati utilizzando metodiche sviluppate recentemente e utilizzati contro gravi infezioni come la SARS o Ebola, altri ancora prodotti con nuove tecnologie mai prima d'ora sperimentate. Tutti si pongono come obiettivo l'attivazione di una forte risposta immunitaria al fine di neutralizzare il virus e impedire che il virus possa penetrare nella cellula.

Pertanto, alcuni di essi saranno:

- **Vaccini inattivati**: ossia prodotti coltivando il virus SARS-CoV-2, che finalmente qualcuno aveva isolato, in colture cellulari e poi inattivandolo con mezzi chimici;
- **Vaccini vivi attenuati**: prodotti utilizzando un virus "indebolito" nella sua virulenza, ossia ancora in grado di replicare nell'organismo e quindi di attivare il sistema immunitario ma senza più essere in grado di indurre malattia;
- **Vaccini proteici ricombinanti**: basati sulla proteina *spike*, o sul *receptor binding domain* (RBD) o su particelle simili a virus (VLP).
- **Vaccini a vettore virale**: basati su un altro virus (in genere un *Adenovirus* di scimpanzé o umano non in grado di completare la replicazione) che veicola la sequenza del codice genetico che codifica per la proteina *spike* del *Coronavirus.*
- **Vaccini a DNA**: basati su plasmidi, piccole molecole di DNA extracromosomiale, opportunamente modificati in modo da veicolare quei geni che codificano sempre per la ormai nota proteina *spike* che verrà poi prodotta dall'individuo vaccinato;

e infine ci sono loro, i

- **Vaccini a RNA**: basati su RNA messaggero (mRNA), ossia non un virus inattivato o attenuato, non una parte di esso, ma semplicemente un frammento di acido nucleico che di per sé non è in grado di attivare il sistema immunitario ma che porta con sé l'informazione genetica per la proteina *spike*. Quindi non propriamente un vaccino, ma un qualcosa di nuovo, mai provato in precedenza, che a norma di legge (direttiva 2001/83/CE, successivamente modificata dalla Direttiva 2009/120/CE della Commissione del 14 settembre 2009) potremmo più che altro definire un medicinale di terapia genica. Infatti, se analizziamo il punto 2.1, allegato I, parte IV della suddetta direttiva europea, si evince che:

- «*Per medicinale di terapia genica si intende un medicinale di origine biologica con le seguenti caratteristiche:*
  - *contiene una sostanza attiva che a sua volta racchiude (o consiste di) un acido nucleico ricombinante usato sugli esseri umani o ad essi somministrato al fine di: regolare, riparare, sostituire, aggiungere o eliminare una sequenza genetica;*
  - *il suo effetto terapeutico, profilattico o diagnostico, è direttamente collegato alla sequenza di acido nucleico ricombinante in esso contenuta o al prodotto dell'espressione genetica di tale sequenza*».[3]

Ovvero si tratta di farmaci a tutti gli effetti, cioè prodotti che contengono un principio attivo, appunto l'mRNA, e degli eccipienti, nanoparticelle lipidiche, che dopo la somministrazione hanno una fase di assorbimento che li porta nel circolo ematico, grazie al quale vengono poi distribuiti in tutto l'organismo e successivamente vengono eliminati.

Pertanto, il meccanismo di azione di questi prodotti è sostanzialmente diverso dai vaccini convenzionali che fino a circa due anni fa conoscevamo.

---

3 Direttiva 2009/120/CE, Allegato Parte IV, art. 2, comma 1. URL: https://eur-lex.europa.eu/legal-content/IT/TXT/HTML/?uri=CELEX:32009L0120&from=RO

2. Vaccini classici o convenzionali e azione del Coronavirus

Vediamo infatti come funzionano i vaccini classici o convenzionali.

Una volta somministrati, i vaccini hanno il compito di simulare l'agente di infezione a cui si riferiscono inducendo una risposta immunologica (che a grandi linee possiamo distinguere in immunità umorale e immunità cellulare) simile a quella che si instaurerebbe in seguito all'infezione naturale, senza però ovviamente causare la malattia.

Il principio basilare di questo meccanismo è la memoria immunologica ossia la capacità del sistema immunitario di ricordare quali microrganismi estranei siano penetrati nel nostro organismo in passato e di rispondere velocemente a questo nuovo attacco. Infatti, se non ci fosse stata una precedente esposizione all'antigene, ossia quella componente del microrganismo che è in grado di attivare il sistema immunitario, il nostro organismo impiegherebbe circa due settimane per produrre quella concentrazione sufficiente di anticorpi in grado di contrastare l'infezione. Un tempo eccessivamente lungo durante il quale il microrganismo potrebbe causare ingenti danni al nostro organismo.

I cosiddetti vaccini ad mRNA, evidentemente non rispecchiano queste caratteristiche, infatti una volta inoculati non mimano la struttura del patogeno, non attivano il sistema immunitario ma invece si disperdono nell'organismo, probabilmente anche nel sistema nervoso centrale, penetrano all'interno di alcune cellule, e non sappiamo ne quali ne quante, portando con se l'informazione genetica della sola proteina *spike* del virus, che sarà poi letta e trascritta dai nostri ribosomi ed infine rilasciata per finalmente attivare il sistema immunitario. Quindi un qualcosa di profondamente diverso da quello che succede con i classici vaccini.

Cosa succede quando un agente di infezione penetra all'interno di un organismo ospite da un punto di vista immunitario? Per illustrare il complesso sistema immunitario atto a contrastare una infezione prendiamo ad esempio cosa succede in seguito alla penetrazione di un *Coronavirus*.

SARS-CoV-2 è un *Coronavirus* altamente patogeno ed è considerato l'agente causale dell'attuale pandemia di COVID-19. L'immunità innata gioca un ruolo fondamentale in questa condizione e può eradicare l'infezione nelle sue fasi iniziali prima che si verifichino risposte immunitarie adattative. Nelle forme gravi della malattia, l'attivazione incontrollata dell'immunità innata e adattativa provoca risposte iperinfiammatorie, che colpiscono i polmoni e i vasi sanguigni, contribuendo alla sindrome da distress respiratorio acuto, allo shock e all'insufficienza multiorgano (Cusick et al., 2012; Rojas et al., 2018).

La cosiddetta immunità innata comprende una parte cellulare e una parte umorale. La parte umorale è costituita da molecole solubili appartenenti a diverse famiglie, che includono le collectine, la proteina C-reattiva (CRP), l'amiloide sierica (SAP) e diversi fattori del Complemento.

Questi fattori umorali rappresentano gli antenati funzionali degli anticorpi, poiché riconoscono le componenti virali ed eliminano i patogeni con meccanismi comuni che includono agglutinazione, neutralizzazione, attivazione della cascata del complemento e l'opsonizzazione che facilita la fagocitosi.

Il fallimento della risposta immunitaria innata nell'eliminare il virus porta all'attivazione del sistema immunitario adattativo. L'induzione di cellule immunitarie innate e adattative stimola la secrezione di citochine o chemochine come l'interleuchina-6 (IL-6), l'interferone-γ (IFN-γ), ed altre (IP-10 e MCP-1). Queste citochine e chemochine promuovono l'afflusso di monociti/macrofagi e neutrofili dal sangue al sito di infezione. Queste cellule secernono le sostanze citotossiche che generalmente consentono di eliminare l'infezione virale.

Quando invece questo meccanismo non è sufficiente, sia perché la carica infettante è elevata sia per la eccessiva virulenza del virus, allora l'infezione prosegue ed in tempi più o meno variabili iniziano a comparire i sintomi caratteristici della malattia.

3. I vaccini a mRNA

Il vaccino a mRNA oggi maggiormente distribuito in Italia è rappresentato da Comirnaty (Pfizer-Biontech). Esso viene distribuito in flaconcini (ognuna da 0,45 mL) contenente 6 dosi da 0,3 ml dopo la diluizione. Ogni singola dose che viene iniettata per via intramuscolare (corrispondente a 0,3 ml) contiene 30 microgrammi di tozinameran, un vaccino mRNA COVID-19 (incorporato in nanoparticelle lipidiche). Il tozinameran è un RNA messaggero (mRNA) a singolo filamento, prodotto usando un sistema di trascrizione *in vitro, cell-free,* dai corrispondenti modelli di DNA, che codifica per la proteina virale *spike* (S) di SARS-CoV-2. Gli altri componenti sono: ALC-0315((4-idrossibutil)azanediil)bis(esano-6,1-diil)bis(2-esildecanoato), ALC0159 2-[(polietilenglicole)-2000]-N,N-ditetradecylacetamide) , DSPC (1,2-distearoil-sn-glicero-3-fosfocolina), colesterolo, saccarosio, trometamolo (Tris), trometamolo cloridrato e acqua. Da notare che ALC-0315 e ALC-0159 sono nuovi eccipienti, fino ad ora mai usati nell'uomo, che sono stati introdotti per proteggere l'acido nucleico.

La durata di conservazione iniziale proposta per il prodotto finito è di 6 mesi se conservato alle condizioni consigliate da -90 a -60 °C. Pur tuttavia è da notare che prima la FDA (Food

& Drug Administration) il 24 agosto 2021[4] ed a seguire l'AIFA (Agenzia Italiana del Farmaco) il 5 ottobre 2021[5] informavano gli utenti che, nei rispettivi Paesi, la durata veniva estesa a 9 mesi.

L'RNA messaggero modificato presente in Comirnaty (tozinameran) è formulato in nanoparticelle lipidiche, che consentono il rilascio dell'RNA non replicante nelle cellule ospiti per dirigere l'espressione transitoria dell'antigene SARS-CoV-2 S. L'mRNA codifica per la proteina S ancorata alla membrana, a lunghezza intera con due mutazioni puntiformi all'interno dell'elica centrale. La mutazione di questi due amminoacidi in prolina blocca la proteina S in una conformazione di prefusione antigenicamente preferita. Il vaccino provocherebbe quindi la produzione da parte delle cellule di una proteina Spike in grado di indurre la formazione sia di anticorpi neutralizzanti che l'attivazione della risposta immunitaria cellulare, così da contribuire alla protezione contro COVID-19.

Al fine di confermare l'efficacia e la sicurezza di Comirnaty, il titolare dell'autorizzazione all'immissione in commercio deve presentare la relazione finale sullo studio clinico randomizzato, controllato con placebo, in cieco entro dicembre del 2023.[6]

---

4 FDA, Notifica di estensione validità vaccino Pfizer-BioNTech COVID-19, 24/08/2021. URL: https://www.fda.gov/news-events/press-announcements/coronavirus-covid-19-update-august-24-2021.

5 AIFA, Estensione del periodo di validità di Comirnaty, 5/10/2021. URL: https://www.aifa.gov.it/-/estensione-del-periodo-di-validità-di-comirnaty-flaconcino-chiuso-.

6 EMA, Allegato 1: Caratteristiche del prodotto Comirnaty, Condizioni o limitazioni di fornitura e utilizza, pag. 65, URL: https://www.ema.europa.eu/en/documents/product-information/comirnaty-epar-product-information_en.pdf.

Infine, si sottolinea che secondo quanto espressamente dichiarato dalla stessa azienda produttrice, e successivamente confermato anche dall'AIFA, il prodotto deve essere somministrato esclusivamente dietro presentazione di prescrizione medica di tipo RRL (Ricetta Ripetibile Limitativa, ossia rilasciata da un centro ospedaliero o da un medico specialista. Si tratta cioè di prodotti farmaceutici che richiedono che la diagnosi sia effettuata in ambienti ospedalieri o in centri che dispongono di mezzi di diagnosi adeguati, o che la diagnosi stessa, ed eventualmente il controllo in corso di trattamento, siano riservati allo specialista.)[7]

In base a quest'ultimo assunto viene da chiedersi come sia stato possibile somministrare oltre 136 milioni di dosi solamente in Italia senza che una sola ricetta medica sia stata emessa.

Il vaccino Comirnaty, così come tutti gli altri, a causa dell'emergenza sanitaria, ha ottenuto una approvazione condizionata all'immissione in commercio. Secondo quanto riportato nelle FAQ dell'AIFA, questo significa che tutte le fasi sono state rispettate ma sono stati accorciati i tempi. E' infatti possibile leggere che: «*Gli studi che hanno portato alla messa a punto dei vaccini COVID-19 non hanno saltato nessuna delle fasi di verifica dell'efficacia e della sicurezza previste per lo sviluppo di un medicinale, anzi, questi studi hanno visto la partecipazione di un numero assai elevato di volontari, circa dieci volte superiore a quello di studi analoghi per lo sviluppo di altri vaccini. La rapida messa a punto e approvazione si deve alle nuove tecnologie, alle ingenti risorse messe a disposizione in*

7 AIFA, Farmaci con regime di fornitura limitativo: prescrizione, utilizzazione e rimborsabilità. URL; https://www.aifa.gov.it/-/farmaci-con-regime-di-fornitura-limitativo-prescrizione-utilizzazione-e-rimborsabilita.

tempi molto rapidi e a un nuovo processo di valutazione da parte delle Agenzie regolatorie, che hanno valutato i risultati man mano che questi venivano ottenuti e non, come si faceva precedentemente, solo quando tutti gli studi erano completati».[8] Si è applicato cioè il sistema *Rolling Review* che prevede una serie di aggiornamenti via via che il produttore acquisisce nuovi dati. Appare quindi ovvio che la sperimentazione sia ancora in atto e man mano che si acquisiscono nuove conoscenze si proceda all'aggiornamento del fascicolo autorizzativo.

Questo evidentemente ha comportato, e probabilmente comporterà ancora in futuro, che con l'aumentare delle dosi somministrate vengano svelati alcuni aspetti sconosciuti al momento dell'approvazione condizionata, in modo particolare per quanto riguarda gli effetti avversi che tali vaccini possono indurre nelle diverse classi di età della popolazione vaccinata.

Quindi un continuo aggiornamento, che diventa sempre più completo col passare del tempo, perché ovviamente alcuni degli effetti collaterali saranno evidenti solo a medio e lungo termine.

Alcune cose sono emerse in tempi rapidi, altre stanno emergendo ed altre ancora probabilmente emergeranno in futuro.

4. Dubbi e preoccupazioni sui vaccini a mRNA

In questa sede non si vuole certo approfondire quali siano tutti gli effetti avversi già evidenziati ma si vuole solo sottolineare alcuni aspetti importanti di cui vi sono già evidenze

8 AIFA, FAQ sui vaccini mRNA. URL: https://www.aifa.gov.it/domande-e-risposte-su-vaccini-mrna.

scientifiche che stanno preoccupando, e non poco, coloro che privi di ogni pregiudizio, stanno analizzando in dettaglio i dati pubblicati, valutando le diverse ricerche in maniera oggettiva ed ipotizzando alcuni eventi che purtroppo iniziano a trovare conferma da parti di diversi scienziati intellettualmente onesti.

Ad oggi sono oltre 1000 gli articoli scientifici che testimoniano di gravi effetti avversi indotti dai vaccini anti-COVID-19[9] ma sembra che tutto ciò sia regolarmente ignorato dalla cosiddetta *comunità scientifica* che oggi sta decidendo della vita di miliardi di persone nel mondo.

In questa sede si cercherà di evidenziare quelle che sono alcune delle maggiori preoccupazioni legate alla somministrazione dei vaccini a mRNA e del loro effetto sul sistema immunitario che rappresenta la più importante difesa del nostro organismo.

Uno dei primi fattori da prendere in considerazione è rappresentato dalle cosiddette malattie immunomediate, ossia quelle patologie in cui il sistema immunitario anziché difendere l'organismo diventa la causa scatenante della malattia.

Alcuni Autori hanno valutato e monitorato una serie casi e di eventi autoimmuni/ autoinfiammatori che si sono sviluppati in stretta correlazione con la vaccinazione COVID-19 (Ottaviani et al., 2022).

Essi hanno apprezzato che la polimialgia reumatica, ossia un'infiammazione dei muscoli, che inizia in genere dalle spalle, dal collo e dalle anche, per poi propagarsi, al resto del corpo, è stata la manifestazione più frequente seguita da pannicolite cutanea, che invece è una infiammazione del tessuto adiposo sottocutaneo, e da disturbi neuromuscolari. Gli stessi autori affermano che la vaccinazione può indurre malattie autoim-

9 Cfr., JustPaste.It, "Thousand Scientific Studies About Vaccines", 03/02/2022, URL: https://justpaste.it/LethalVaccine.

muni nuove, in particolare in individui geneticamente predisposti e che sulla base della loro esperienza i vaccini COVID-19 dovrebbero essere considerati come fattore di rischio per indurre non solo vasculite ma anche altri fenomeni autoimmuni e autoinfiammatori sistemici e che la relazione tra vaccinazione e autoimmunità dovrebbe essere ulteriormente studiata.

Altro evento che preoccupa particolarmente è rappresentato dal cosiddetto *Fenomeno ADE* (Sánchez-Zuno et al., 2021).

La risposta umorale dell'ospite è responsabile della generazione di anticorpi specifici per le proteine di superficie che inibiscono questa fase del ciclo di infezione, con conseguente neutralizzazione del virus.

Viceversa, in alcuni casi, questi anticorpi possono paradossalmente favorire il processo infettivo come parte di un fenomeno meglio conosciuto come *potenziamento anticorpo-dipendente* (ADE).

Il fenomeno ADE è un evento che si verifica in alcuni virus, dove preesistenti anticorpi non neutralizzanti o sub-neutralizzanti contro proteine di superficie virali generati durante una precedente infezione possono favorire il successivo ingresso di virus nella cellula e quindi intensificare la processo infiammatorio durante un'infezione secondaria con qualsiasi virus correlato all'antigene che ne ha indotto la formazione.

Un meccanismo recentemente descritto e ancora poco studiato, attraverso il quale può verificarsi l'ADE, è ben rappresentato da agenti patogeni che causano infezioni respiratorie.

In queste condizioni, le funzioni effettrici anticorpali mediate da alcune frazioni del Complemento, sono in grado di potenziare le malattie respiratorie avviando una forte cascata immunitaria che si traduce in una grave patologia polmonare.

Cercherò adesso di semplificare un po' quanto appena affermato in modo da renderlo più comprensibile anche a chi non è proprio *del mestiere*.

Il fenomeno ADE, scoperto da Hawkes et al. nel lontano 1964 (Hawkes et al., 1967), si caratterizza per un effetto paradossale che vede gli anticorpi facilitare l'ingresso di un virus nella cellula e di incrementarne la sua infettività, anziché bloccarlo impedendo così la sua penetrazione. Tutto ciò si verifica quando gli anticorpi, pur essendo stati prodotti dal sistema immunitario, non siano in grado di svolgere la funzione di neutralizzare il virus (Kulkarni, 2019).

Questo fenomeno è già stato descritto per numerosi altri virus come ad esempio il Respiratorio Sinciziale, Ebola, Zika e molti altri virus della famiglia *Flaviviridae* (Bardina et al., 2017; Campos et al., 2018; Takada et al., 2003), e svolge un ruolo importante nello spiegare i casi in cui l'infezione virale si esprime in maniera più aggressiva in soggetti che siano stati precedentemente vaccinati. Tale fenomeno è oggi associato anche alla vaccinazione per SARS-CoV2 (Eroshenko et al., 2020). È preoccupante sapere che l'esposizione ripetuta delle popolazioni più anziane ad altri *Coronavirus* negli anni precedenti, sia mediante infezione naturale ma anche tramite vaccinazione potrebbe predisporre quelle popolazioni all'ADE una volta che entrino in contatto con il SARS-CoV-2. Sulla base dei dati disponibili è quindi possibile temere simili reazioni anche nelle popolazioni più giovani quando sottoposte a somministrazioni ripetute del vaccino per un lasso di tempo molto più esteso. È importante notare che, per via del suo meccanismo d'azione, *è attualmente impossibile distinguere mediante esami clinici o test diagnostici (titoli anticorpali, cellule T o risposte intrinseche dell'ospite) una infezione virale grave da una immune-enhanced disease; pertanto, non è mai possibile escludere il vaccino come causa prossima di una reinfezione grave.*

Inoltre, il meccanismo dell'ADE rende particolarmente difficile lo sviluppo di un vaccino a causa della somiglianza con un'infezione naturale. I vaccini contro un sierotipo specifico inducono la produzione di anticorpi cross-reattivi non neutralizzanti contro altri sierotipi, predisponendo un aggravamento della malattia nell'infezione eterotipica secondaria.

Quindi anche se diversi vaccini sono stati approvati da organismi regolatori in condizioni di emergenza e sono distribuiti in tutto il mondo, non possiamo escludere la possibilità che l'evoluzione del virus possa influenzare direttamente i suoi bersagli e, quindi, il virus appena mutato possa sfuggire alla protezione mediata da anticorpi indotta da precedente infezione o vaccinazione.

Se i vaccini non sono in grado di generare anticorpi neutralizzanti contro le possibili varianti mutagene per innescare una risposta, il risultato può portare alla generazione di anticorpi sub-neutralizzanti che saranno anche in grado di facilitare l'assorbimento da parte di alcuni macrofagi, con la successiva stimolazione di altri macrofagi e produzione di citochine proinfiammatorie.

L'altro evento che sta preoccupando non poco è il cosiddetto fenomeno VAIDS (Sindrome da Immunodeficienza Acquisita da Vaccino)[10] da alcuni subito bollata come *fake news*.

Si tratterebbe cioè di un fenomeno, associato alla vaccinazione ripetuta in tempi molto ristretti, in grado di causare un danneggiamento del sistema immunitario tanto da renderlo incapace di reagire anche a comuni stimoli e predisponendo quindi il soggetto a infezioni e malattie diverse (Seneff et al., 2022).

Alcuni studi, svolti anche su ampie popolazioni, hanno già dimostrato che nei soggetti che abbiano ricevuto la terza o ad-

---

10 INFO*WARS*, "COVID-19 Vaccine Causes AIDS, Says Dr. Zelenko", 11/12/2021, URL:
https://www.infowars.com/posts/covid-19-vaccine-causes-aids-says-dr-zelenko/.

dirittura la quarta dosi di vaccino, vi sia una correlazione negativa in termini di protezione nei confronti della variante *Omicron*. Ossia i soggetti vaccinati con più dosi sembrerebbero più suscettibili di infettarsi rispetto ai soggetti non vaccinati, includendo in questi anche quelli con una o due dosi (Nordström et al., 2022).

Il fenomeno sembrerebbe paradossale perché in realtà nell'immaginario comune un soggetto con tre o addirittura quattro dosi dovrebbe risultare ampiamente protetto dall'infezione e dalla malattia.

In realtà è noto da tempo che una ripetuta stimolazione in tempi ristretti del sistema immunitario porta a quel fenomeno che viene comunemente definito come *paralisi immunologica*, ossia l'incapacità del sistema immunitario di rispondere allo stimolo antigenico. Ma per quanto riguarda la vaccinazione anti-COVID-19 la situazione appare ancora più complessa e forse grave. Infatti, studi hanno dimostrato, per la prima volta, che il pesce zebra (Zebrafish, *Danio rerio*) iniettato con il frammento da 16 a 165 (rSpike), che corrisponde alla porzione N-terminale della proteina, presentava mortalità ed effetti avversi sul fegato, sui reni, nelle ovaie e nel cervello (Ventura Fernandes et al., 2022).

L'omologia genetica tra il pesce zebra e l'uomo potrebbe essere una delle ragioni degli intensi effetti tossici seguiti alla reazione infiammatoria dal sistema immunitario del pesce zebra contro la rSpike che ha provocato danni agli organi con uno schema simile a quello che accade nei casi gravi di COVID-19 negli esseri umani. L'applicazione della proteina spike nel pesce zebra è risultata altamente tossica, adatta per studi futuri per raccogliere informazioni preziose sulle risposte ai vaccini e sugli approcci terapeutici nella medicina umana. Pertanto, oltre a rappresentare un importante strumento per valutare gli effetti dannosi di SARS-CoV-2, il pesce zebra potrebbe rappresentare un modello animale per la ricerca traslazionale sul COVID-19.

Si vuole quindi porre l'attenzione sul fatto che la proteina spike del virus, sia essa espressa dal virus durante una infezione naturale, sia essa derivante dalla inoculazione dell'acido nucleico (mRNA) possa essere tossica per il sistema immunitario. Sarebbe quindi molto importante valutare diversi aspetti correlati a questo fenomeno quali ad esempio una valutazione della risposta anticorpale in soggetti vaccinati con tre dosi. Sarebbero disponibili milioni di casi da valutare; cioè quanti anticorpi sono in grado di produrre i soggetti trivaccinati rispetto a quelli inoculati con due dosi? Una semplice indagine potrebbe già fornire importanti risposte a questa altrettanto importante domanda. Eppure, qualcuno ha più volte suggerito che la titolazione degli anticorpi sia inutile, importante è vaccinarsi, vaccinarsi e poi ancora vaccinarsi. Poco importa se questa pratica possa indurre o meno un danno più o meno permanente al sistema immunitario. Questa non è scienza ma pura propaganda atta probabilmente solo a smaltire il numero esorbitante di dosi già acquistate di un vaccino di cui non si sa nulla rispetto alla genotossicità, alla cancerogenicità, ed alla tossicità sul sistema riproduttivo e a tutti gli altri effetti avversi a medio e lungo termine.

Bibliografia

Bardina, S.V., Bunduc, P., Tripathi, S., et al, (2017). Enhancement of Zika Virus Pathogenesis by Preexisting Antiflavivirus Immunity. *Science* 356(6334), 175-180. https://doi.org/10.1126/science.aal4365.

Campos, J., Slon, L., Mongkolsapaya, J., Screaton, G.R. (2018). The Immune Response Against Flaviviruses. *Nature immunol,* 19(11): 1189-1198. https://doi.org/10.1038/s41590-018-0210-3.

Cusick, M.F., Libbey, J.E. & Fujinami, R.S. (2012). Molecular Mimicry as a Mechanism of Autoimmune Disease. *Clinic Rev Allerg Immunol* 42, 102–111 (2012) .
https://doi.org/10.1007/s12016-011-8294-7.

Eroshenko, N., Gill, T., Keaveney, M.K. et al. (2020). Implications of Antibody-Dependent Enhancement of Infection for SARS-CoV-2 Countermeasures. *Nature Biotechnol,* 38(7), 789-791. https://doi.org/10.1038/s41587-020-0577-1.

Hawkes, R.A., Lafferty, K.J. (1967). The Enhancement of Virus Infectivity by Antibody. *Virology.* 1967; 33:250–261. doi:10.1016/0042-6822(67)90144-4.

Kulkarni, R. (2019). Antibody-Dependent Enhancement of Viral Infections. *Dynamics of Immune Activation in Viral Diseases,* 9–41. https://doi.org/10.1007/978-981-15-1045-8_2.

Nordström, P., Ballin, M., Nordström, A. (2022). Risk of Infection, Hospitalisation, and Death up to 9 Months After a Second Dose of COVID-19 Vaccine: A Retrospective, Total Population Cohort Study in Sweden. *The Lancet,* 399, 10327, P814-823. https://doi.org/10.1016/S0140-6736(22)00089-7. Published: February 04, 2022.

Ottaviani, S., Juge, P.A., Forien, M., Ebstein, E., Palazzo, E., & Dieudé, P. (2022). Polymyalgia Rheumatica Following COVID-19 Vaccination: A Case-Series of Ten Patients. *Joint bone spine,* *89*(2), 105334. https://doi.org/10.1016/j.jbspin.2021.105334.

Rojas, M., Restrepo-Jimenez, P., Monsalve, D., et al. (2018). Molecular Mimicry and Autoimmunity. *J Autoimmun,* 95, 100-123.

Sánchez-Zuno, G.A., Matuz-Flores, M.G., González-Estevez, G., Nicoletti, F., Turrubiates-Hernández, F.J., Mangano, K., & Muñoz-Valle, J.F. (2021). A Review: Antibody-Dependent Enhancement in COVID-19: The Not So Friendly Side of Antibodies. *International journal of immunopathology and pharmacology*, *35*, 20587384211050199. https://doi.org/10.1177/20587384211050199.

Seneff, S., Nigh, G., Kyriakopoulos, A.M., McCullough, P.A. (2022). Innate Immune Suppression by SARS-CoV-2 mRNA Vaccinations: The Role of G-Quadruplexes, Exosomes, and MicroRNAs. *Food and Chemical Toxicology*, 164, 113008, https://doi.org/10.1016/j.fct.2022.113008.

Takada, A., Kawaoka, Y. (2003). Antibody-Dependent Enhancement of Viral Infection: Molecular Mechanisms and In Vivo Implications. *Rev Med Virol,* 13(6), 387-98. doi: 10.1002/rmv.405.

Ventura Fernandes, B.H., Feitosa, N.M., Barbosa, A.P., Bomfim, C.G., Garnique, A.M.B., Rosa, I.F., Rodrigues, M.S., Doretto, L.B., Costa, D.F., Camargo-Dos-Santos, B., Franco, G.A., Neto, J.F., Lunardi, J.S., Bellot, M.S., Alves, N.P.C., Costa, C.C., Aracati, M.F., Rodrigues, L.F., Costa, C.C., Cirilo, R.H., Colagrande, R.M., Gomes, F.I.F., Nakajima, R.T., Belo, M.A.A., Giaquinto, P.C., de Oliveira, S.L., Eto, S.F., Fernandes, D.C., Manrique, W.G., Conde, G., Rosales, R.R.C., Todeschini, I., Rivero, I., Llontop, E., Sgro, G.G., Oka, G.U., Bueno, N.F., Ferraris, F.K., de Magalhães, M.T.Q., Medeiros, R.J., Mendonça-Gomes, J.M., Junqueira, M.S., Conceição K., Pontes, L.G., Condino-Neto, A., Perez, A.C., Barcellos, L.J.G., Júnior, J.D.C., Dorlass, E.G., Camara, N.O.S., Durigon, E.L., Cunha, F.Q., Nóbrega, R.H., Machado-Santelli, G.M., Farah, C.S., Veras, F.P., Galindo-Villegas, J., Costa-Lotufo, L.V., Cunha, T.M., Chammas, R., Carvalho, L.R., Guzzo, C.R., Malafaia, G., Charlie-Silva, I. (2022). Toxicity of Spike Fragments SARS-CoV-2 S

Protein for Zebrafish: A Tool to Study Its Hazardous for Human Health? *Sci Total Environ*, Mar 20; 813:152345. https://doi.org/10.1016/j.scitotenv.2021.152345. Epub 2021 Dec 21. PMID: 34942250; PMCID: PMC8688160.

Notizia sugli autori

PAOLO BELLAVITE, Medico chirurgo, specialista in Ematologia Clinica e di Laboratorio, Master in Biotecnologie (Cranfield, U.K.), perfezionato in Statistica sanitaria ed epidemiologia clinica, già professore di Patologia Generale presso l'Università di Verona (1984-2017), autore di 162 articoli scientifici citati in PubMed, H-Index = 51 (Google Scholar).

MARCO COSENTINO, PhD., Ordinario di farmacologia nella Scuola di Medicina dell'Università dell'Insubria in Varese, dove è anche Direttore del Centro di Ricerca in Farmacologia Medica e Coordinatore del Dottorato di Ricerca in Medicina Clinica e Sperimentale e *Medical Humanities*. Coordinatore del corso di perfezionamento in Metodologia, etica e integrità della ricerca biomedica, nonché del corso di formazione VIRT2UE *Train the Trainer*. Autore di centinaia di articoli pubblicati su riviste internazionali indicizzate nonché di numerosi volumi e capitoli di volumi. Ha presieduto e partecipato ai lavori di numerosi comitati etici ospedalieri per la ricerca clinica ed è attualmente componente della Commissione Medico-Scientifica indipendente.

VINCENZO CUTERI, Professore Associato di Malattie Infettive degli Animali Domestici e Direttore del Laboratorio di Microbiologia Medica e Malattie Infettive presso l'Università di Camerino. Insegna anche *General and Industrial Microbiology* presso la Jilin Agricultural University in China e Malattie infettive degli animali presso le Scuole di Specializzazione in "Sanità animale, allevamento e produzioni zootecniche" dell'Università degli Studi di Teramo e di Camerino. Presidente Comitato Scientifico del "Centro Sudi Internazionale Arkegos" (Roma). Autore di oltre 240 pubblicazioni nazionali ed internazionali.

FULVIO DI BLASI, Avv., Ph.D., Direttore del TI Center for Philosophical Studies (USA), Direttore e Fondatore della rivista *Questioni di Bioetica*, già Ricercatore del CNR, *Research Associate* del Jacques Maritain Center (USA), *Director of Ethical Research* at Novarete, Ideatore e Coordinatore del progetto europeo STEP, Professore di Filosofia, Bioetica e Teoria del diritto presso la University of Notre Dame (USA), la LUMSA, la Pontificia Università della Santa Croce (Roma), la John Paul II Catholic University of Lublin (Polonia), autore di più di 200 pubblicazioni in ambito etico giuridico e bioetico.

ALBERTO DONZELLI, specialista in Igiene e Medicina preventiva e in Scienza dell'Alimentazione, da 46 anni impegnato nella Sanità pubblica, anche come Direttore Sanitario, Direttore Generale e Direttore del Dipartimento Cure Primarie. Già membro del Consiglio Superiore di Sanità. Oggi in pensione, Presidente e Coordinatore Comitato scientifico della Fondazione Allineare Sanità e Salute. Membro della Commissione Medico-Scientifica indipendente.

GIOVANNI FRAJESE, Professore Associato di Scienze Tecniche Mediche Applicate presso l'Università degli Studi di Roma "Foro Italico" con esperienza di insegnamento e ricerca nel campo dell'endocrinologia e della ricerca sul cancro. È stato anche Visiting Professor presso il S. Bartholomew's Hospital (Londra, Regno Unito), il CHUL (Quebec City, Canada) e Research Associate presso il Netherland's Brain Institute

(Amsterdam, Paesi Bassi). Membro della Commissione Medico-Scientifica indipendente.

EUGENIO SERRAVALLE, Medico specializzato in Pediatria preventiva, Puericultura, Patologia neonatale presso l'Università di Pavia. Presidente Associazione di Studi e Informazione sulla Salute (AsSIS). Autore e co-autore di diversi libri sul tema dei vaccini, tra cui *Vaccinazione antinfluenzale: che cosa dicono le prove scientifiche* (Fioriti editore 2020) e *Coronavirus. NO! Non è andato tutto bene* (Ed Il leone verde 2020). Membro della Commissione Medico-Scientifica indipendente.

PHRONESIS EDITORE

www.ingramcontent.com/pod-product-compliance
Lightning Source LLC
LaVergne TN
LVHW020051210726
843507LV00015B/1333
* 9 7 8 8 8 9 7 3 2 8 1 9 3 *